臨床研修医のキャリアデザイン

監修 / 西屋 克己
編著 / 駒澤 伸泰

フジメディカル出版

監修の言葉

　この本を手に取る皆さんは、無事医師国家試験を合格し、これから初期臨床研修を始めようとされる先生だと思います。いよいよ夢に見た「医師」という職業に足を踏み入れる一歩であり、不安と期待の入り混じった瞬間だと思います。初期臨床研修の2年間は、「指導医」の先生が皆さんを一人前の医師に育てようと、献身的な指導をされることでしょう。皆さんはこの2年間、様々な悩みを抱えながら過ごしていくこととなりますが、指導医の先生が24時間365日、横にいて指導してくださるわけではありません。時として、様々な書物や文献と格闘しながら悩みを解決していくことになるでしょう。本書もきっと皆さんの悩みを解決する「指導医」となってくれると思います。

　本書は、様々な領域で活躍される先生が臨床研修医に語りかけるように執筆されています。指導医の先生に直接聞けない内容も記載されています。まずは、研修が始まるオリエンテーションの期間に通読して、「医師」になることを実感してください。そして様々な悩みが生じた時に振り返って読んでいただければ、きっと皆さんの第二の「指導医」となってくれるでしょう。

　本書は初期臨床研修の期間だけでなく、その後のキャリアデザインも踏まえて編集されています。きっと「自分はこれからどんな医師になろう」と悩んだ時にも、ヒントになることが散りばめられています。どうか本書とともに「一人前の医師」になる旅をスタートさせてください。きっと本書は、終わりなき旅のガイドブックとなることでしょう。

2025年1月

西屋　克己

緒　言

かけがえのない医師人生を送るために
キャリアデザイン能力を初期臨床研修中に養おう！

　初期臨床研修が開始されたのは2004年度です。現在は2024年ですので、20年間が経過したことになります。別の観点からは、医師国家試験に合格した平成16年卒以降の医師全員が初期臨床研修の2年間を経験していることになります。年齢で言えば、46歳以下のほぼ全ては初期臨床研修医であったのです。

　現在、様々な初期臨床研修に関する書籍が発売されています。ただ、それらは10年前、20年前の「できる研修医→スーパードクター」系列の先生方によって書かれたものがほとんどであると思います。10年、20年経過し、医療環境や学修形態も継続的に変化しています。また、1人の成功者の格言が全員に当てはまるメッセージにならないことは歴史が証明しています。

　本書は、主に初期臨床研修時代を過ごし、苦闘の中で、何とか研修を終えてきた著者らによる「（恥ずかしい部分も含めた）反省」を基に作成しています。自分たちの反省と感じたことは、時代が変わってもある程度通じると信じ、これからの医療を担う皆様にその教訓を役立ててもらいたいと思うのです。

　さらに、2023年から医学生の診療参加型臨床実習が公的化されるため、臨床実習医から臨床研修医へのさらなるシームレス化が期待されます。それは、「初期臨床研修医に今まで以上に高い学修目標が期待される」ことを表しています。この書籍に書かれている「初期臨床研修医の学びを最大限までアップさせ、生涯のキャリアデザイン教育につなげる」ための「学び方改革」を実践いただければと思います。

本書の構成としては、

第1章：医師免許の意義を考える

　　　　〜社会の中の医師の役割とピットフォール〜

第2章：初期臨床研修2年間を最大限に活かすために

第3章：生涯にわたるキャリアデザインの基盤を創ろう

第4章：持続可能な医師生活のために

というように、第1章と第2章が「初期臨床研修を送る際の基本事項」にしています。さらに初期臨床研修医の2年間はそれから数十年続く、医師生活の基盤形成期間なので、第3章と第4章を未来創造的な観点でまとめてみました。

　本書が、皆様の一度しかない初期臨床研修において少しでもお役に立てばと祈念いたします。

　　2025年1月

　　　　　　　　　　　　　　　　　　　　　　　　　　　駒澤 伸泰

執筆者一覧

【監　修】

西屋 克己　　関西医科大学 教育センター教授・センター長

【編　著】

駒澤 伸泰　　香川大学医学部 地域医療共育推進オフィス特命教授

【執筆者】(執筆順)

林　　幹雄　　関西医科大学 教育センター准教授

石丸 裕康　　関西医科大学 総合診療医学講座 (地域医療学) 特命教授

淺田 義和　　自治医科大学 医学教育センター准教授

宮田 靖志　　愛知医科大学医学部 地域総合診療医学寄附講座特任教授

駒澤 伸泰　　香川大学医学部 地域医療共育推進オフィス特命教授

三好 智子　　京都大学医学研究科 附属医学教育・国際化推進センター 学部教育部門准教授

安田 真之　　香川大学医学部附属病院 卒後臨床研修センター准教授

佐浦 隆一　　大阪医科薬科大学医学部 総合医学講座 リハビリテーション医学教室教授

高村 昭輝　　富山大学学術研究部医学系 医学教育学講座教授

恒川 幸司　　名古屋市立大学医学部 医療人育成学寄附講座准教授

河野 誠司　　神戸大学医学部附属病院 総合臨床教育センター特命教授・副センター長

遠藤　　周　　順天堂大学医学部 医学教育研究室准教授 / 小児科学講座准教授

横平 政直　　香川大学医学部 医学教育学講座教授 / 医学部教育センター長

菊川　　誠　　九州大学大学院医学研究院 医学教育学講座准教授

片岡 仁美　　京都大学大学院医学研究科 医学教育・国際化推進センター教授・副センター長

金谷 信彦　　岡山大学病院 低侵襲治療センター助教

瀧谷 泰博　　瀧谷内科医院 院長

瀧谷 公隆　　大阪医科薬科大学 医学教育センター専門教授 / 小児科

橋本 昌樹　　兵庫医科大学 呼吸器外科准教授

李　　相雄　　大阪医科薬科大学医学部 一般・消化器外科教授

今福 輪太郎　名古屋市立大学大学院看護学研究科 看護研究推進センター准教授・センター長

土屋 静馬　　昭和大学 国際交流センター / 医学教育学講座教授

古谷 健太　　新潟大学医歯学総合病院 麻酔科准教授

内藤 知佐子　愛媛大学医学部附属病院 総合臨床研修センター助教

西屋 克己　　関西医科大学 教育センター教授・センター長

目　次

監修の言葉 ……………………………………………………… 西屋 克己　3

緒　言 …………………………………………………………… 駒澤 伸泰　4

第1章　医師免許の意義を考える
〜社会の中の医師の役割とピットフォール〜

1 医師免許でできること
　〜医師免許の内容について概説〜 ……………………………… 林 幹雄　14

2 法的にみた医師
　〜処方など医師にしかできないことや応召義務について概説〜 …… 林 幹雄　17

3 クリクラと初期臨床研修の大きな違い
　〜臨床実習生と初期臨床研修医の違いについて概説〜 ………… 石丸 裕康　20

4 医師が陥りやすい法的ピットフォール
　〜守秘義務、交通違反、確定申告等〜 ………………………… 石丸 裕康　23

5 データ駆動型社会におけるピットフォール
　〜情報管理を徹底的に〜 ……………………………………… 淺田 義和　26

6 社会が医師に期待すること
　〜初期臨床研修医のプロフェッショナリズム〜 ……………… 宮田 靖志　29

第2章　初期臨床研修2年間を最大限に活かすために

1 オリエンテーション
　〜院長・看護部長を始めとする「金言」は一生の宝〜 ………… 駒澤 伸泰　38

2 1年目研修医　最初の1週間
　〜正直、医師として最も消耗するが成長できる期間〜 ………… 駒澤 伸泰　41

3 1年目研修医　1週間〜1か月
　〜緊張感の中で最も疲労するが、最も学びが多い〜 …………… 三好 智子　44

4 2つ目の診療科、3つ目の診療科での注意点
　〜慣れてくる頃が一番危ない、それぞれの診療科でのルールを、
　申し送りを徹底的に〜
　……………………………………………………………… 三好 智子　47

目次

5 | 「普通のこと」を完璧にしないと先に進めない
～雑用という名の医療行為はない～・・・・・・・・・・・・・・・・・・・ 安田 真之　50

6 | 選択期間は新たなステージ
～選択ローテーションは専門研修への足掛かり～・・・・・・・・・・・・ 安田 真之　53

7 | 研修病院の社会における役割を意識する
～入院までのプロセスと転院・退院後をフォローする～・・・・・・・ 駒澤 伸泰　56

8 | 他職種を知り、連携を考え始める
～多職種連携の実践基盤を育成する～・・・・・・・・・・・・・・・・・・ 駒澤 伸泰　59

9 | 急性期だけでなく回復期・生活期に視野を・・・・・・・・・・・・・・・・・ 佐浦 隆一　63

10 | 働き方改革と自己研鑽
～自己研鑽の気持ちがないと絶対に伸びない？～・・・・・・・・・・・ 高村 昭輝　65

第3章　生涯にわたるキャリアデザインの基盤を創ろう

1 | 自分は将来何をしたいのか？
～これからの数十年を考えてみる～・・・・・・・・・・・・・・・・・・・・ 恒川 幸司　74

2 | 多様化する医師のキャリアと基盤能力
～臨床医にとって本当に必要なことは何なのか？ 専門医？ それとも学位？～
・・・ 恒川 幸司　77

3 | 医師の専門研修と専門医機構の仕組みについて
～専門医取得も機械化、絶対に登録を忘れないように～・・・・・・・ 河野 誠司　80

4 | どこの専門医プログラムに入るべきか
～医局型か病院型か～・・・・・・・・・・・・・・・・・・・・・・・・・・・・・ 河野 誠司　84

5 | 学術活動の基礎を築く
～症例報告作成、学会参加はすべての基盤～・・・・・・・・・・・・・・ 遠藤 周　88

6 | 医学博士を取得すべきか？
～医学博士と PhD の意義～・・・・・・・・・・・・・・・・・・・・・・・・・ 横平 政直　91

7 | 生涯学習という言葉の真の意味を知る
～技術も社会も進化する、それに追いつくことが大切～・・・・・・・ 横平 政直　95

8 | 良き指導医になるために
～初期臨床研修医も医学生を指導する～・・・・・・・・・・・・・・・・・ 菊川 誠　99

9 産休、育休を意識したキャリアプランを考える
〜女性も男性も育児休暇を取得する時代の中で〜············ 片岡 仁美　102

第4章　持続可能な医師生活のために

1 今から60年働けますか？
〜先輩たちの工夫を見てみよう〜··············· 瀧谷 泰博、瀧谷 公隆　108

2 キャリアデザインを意識しよう
〜どうすれば医療界や地域に最も貢献できるか〜··········· 駒澤 伸泰　111

3 20歳前後とは異なる健康意識
〜無理がきかないことに気づき管理する〜················· 橋本 昌樹　113

4 日々最高のパフォーマンスを提供できるか
〜診療に全力を尽くすために〜···························· 李 相雄　116

5 自己成長を支える医学教育理論
〜これからは自分で学んでいく〜··················· 今福 輪太郎　120

6 マインドフルネスを維持するために
〜「今日は気分が乗らない」ときにどうするか！？〜········· 土屋 静馬　124

7 身体の休息 - 当直明けは自分で気をつける -
〜人間は24時間働けない〜···························· 駒澤 伸泰　127

8 デジタル時代のワークライフバランス················· 古谷 健太　130

9 心理的安全性は自分で創る························· 内藤 知佐子　134

10 日々患者さんに笑顔を提供するために
〜自らの心身の健康を心掛ける〜····················· 土屋 静馬　142

総括 ·· 西屋 克己　146

索引 ·· 147

目次

挿入マンガ 「新人医師 佐伯海斗と小林澪の物語」
本書では各章の冒頭で、医師国家試験に合格したばかりの新人医師2人（佐伯海斗と小林澪）の臨床研修での奮闘ぶりを描いた短いマンガを挿入しています。
2人の新人医師の初期臨床研修を追体験しながら読んでください。（編集部）
　　・第1章‥‥12
　　・第2章‥‥34
　　・第3章‥‥70
　　・第4章‥‥106

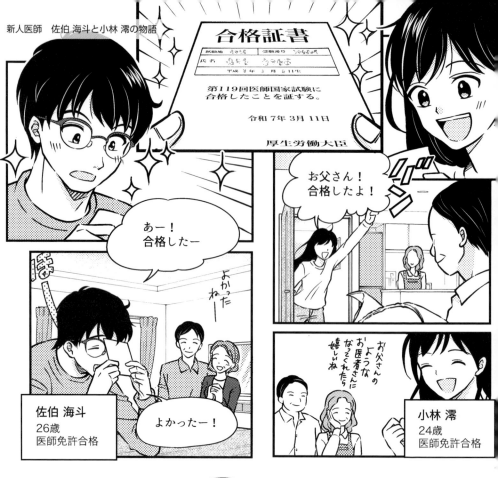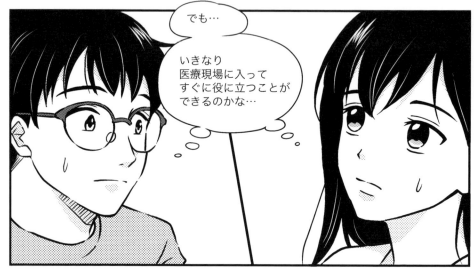

第1章

医師免許の意義を考える
～社会の中の医師の役割とピットフォール～

1 | **医師免許でできること**
　　　～医師免許の内容について概説～

2 | **法的にみた医師**
　　　～処方など医師にしかできないことや応召義務について概説～

3 | **クリクラと初期臨床研修の大きな違い**
　　　～臨床実習生と初期臨床研修医の違いについて概説～

4 | **医師が陥りやすい法的ピットフォール**
　　　～守秘義務、交通違反、確定申告等～

5 | **データ駆動型社会におけるピットフォール**
　　　～情報管理を徹底的に～

6 | **社会が医師に期待すること**
　　　～初期臨床研修医のプロフェッショナリズム～

1 医師免許でできること
～医師免許の内容について概説～

林 幹雄

本項のポイント

- 医師免許の意義は医行為を許可されるということに留まりません
- 医師免許には更新制度がないため自己研鑽を継続する必要があります
- 医師免許を取得することで多様なキャリア選択を行うことができます

より主体性をもって患者さんの診療にあたることができる

　読者の皆さんは医師免許の意義をどのように考えているでしょうか。医師免許取得後、診療に従事する医師は、2年以上の臨床研修を受けることが法律で規定されていますが、学生時に行う臨床実習と初期臨床研修の違いはどこにあるでしょう。いずれの立場でも指導医の監視下における医行為は許可されていますが、最も大きな違いは自身が担当する患者さんとその家族に接する自己認識（責任感）にあると私は考えています。

　医師臨床研修指導ガイドラインには、医師が医師としての人格を涵養し、医学および医療の果たすべき社会的役割を認識することが明記されています。学生時には一定の時間制限等がある中で患者さんの診療にあたることを求められていたかもしれませんが、医師免許の取得により、医師は自身が担当する患者さんの日々の状態を誰より早く、誰より詳しく知ることができます。また、日々の患者さんとの丁寧な対話および診察を通じ、担当医ならではの日々の

細やかな変化に気付くことができ、より良い医師－患者関係を構築することが可能になります。時には日々の診療において患者さんに寄り添う中で、患者さんと共に喜んだり、悲しんだりすることもあるかもしれません。上述したような過程を経ることで、患者さんの家族あるいは多職種からも信頼を得ることができるようになり、自身が医師であることを自覚するだけでなく、医療スタッフの一員であるという帰属意識も実感できるようになります。医師免許を取得する意義は、医行為を許可されるということに留まらず、医師としてあるいは一人の人間として成長するきっかけになり、より主体性をもって患者さんの診療にあたることができるようになるということを読者の皆さんに伝えさせていただきます。

より熟練した医師になるための自己研鑽を積むことが求められる

　各種専門医資格については更新制度が存在するものの、医師免許資格には更新制度がありません。一方、医師には医学および医療の果たすべき社会的役割を認識することが求められます。そのため、医師は社会のニーズに敏感であると同時に、将来を見据え、どういう人生を送るか、何を学ぶか、自身の能力をどのようにして磨くかを考え続ける必要があります。つまり、医師免許を取得することがゴールではなく、医師としてのキャリアのスタートラインとなります。令和４年度改訂版医学教育モデルコアカリキュラムにも、生涯にわたって共に学ぶ姿勢について、安全で質の高い医療を実践するために絶えず省察し、他の医師・医療者と共に研鑽しながら、生涯にわたって自律的に学び続け、積極的に教育に携わっていくことが言及されています。自身の立場にかかわらず、同僚や後輩を含む医療者への教育に貢献することも医師には求められていることを我々は自覚しておく必要があります。

15

医師免許を持っていることで行うことができる臨床以外の業務

本項では、主に臨床医としての成長という観点から医師免許取得の意義を概説しましたが、医師免許を取得することでできる仕事は必ずしも臨床に限定されるわけではなく、以下のように、民間企業や省庁、地方自治体で活躍するなど多様なキャリア選択が可能となります。

- 法務省の矯正医官
- 民間企業の産業医
- 保健所の公衆衛生医
- 厚生労働省の医系技官
- 大学や研究機関の研究職

過去の研修医からのメッセージ

医師免許を取得する意義について唯一解はありませんが、単に医行為を許可されるという以上の意義が読者の皆さんに伝われば幸いです。歴史上の医学者の格言にある通り、目前に悩む患者さんが教科書であり、医師免許を取得した医師には患者さんに寄り添う姿勢を常に大切にしてほしいと切に願います。

◆ 文献
1）医師臨床研修指導ガイドライン 2023 年版
2）令和 4 年度改訂版 医学教育モデルコアカリキュラム

2 法的にみた医師
～処方など医師にしかできないことや 応召義務について概説～

林 幹雄

本項のポイント

- 医師法に記載されている医師の業務に含まれる内容を知ろう
- 応召義務を考える際に患者さんとの信頼関係が重要な要素となります
- 法的側面を意識しつつ患者さんのために最善をつくすことが何より大切です

医師法に基づく医師としての義務とは

医師法にどのような内容が記載されているか、既にご存知の読者はいるかもしれませんが、ここでは医師免許および医業に関する要点を概説します。まず、医師法第二条には「医師になろうとする者は、医師国家試験に合格し、厚生労働大臣の免許を受けなければならない」ことが記載されています。また、同法第四条には「次の各号のいずれかに該当する者には、免許を与えないことがある」と記載されています。

一　心身の障害により医師の業務を適正に行うことができない者として厚生労働省令で定めるもの

二　麻薬、大麻又はあへんの中毒者

三　罰金以上の刑に処せられた者

四　前号に該当する者を除くほか、医事に関し犯罪又は不正の行為のあつた者

なお、同法第七条には「医師が第四条各号のいずれかに該当し、又は医師としての品位を損するような行為のあつたときは、厚生労働大臣は次に掲げる処分をすることがで

きる」ことが記載されています。

　一　戒告

　二　三年以内の医業の停止

　三　免許の取消し

　医師免許取り消し後の再免許発行手続きなどの詳細については医師法を一度ご覧いただければと思いますが、上述したように医師免許の意義を考える際、その前提となる条件を理解しておくことが重要となります。

　一方、医業については、医師法第十七条に「医師でなければ医業をなしてはならない」ことが記載されています。また、同法第二十条には「診断書の交付」、同法第二十二条には「処方箋の交付」に関する内容も記載されています。日常診療の中で何気なく行われる医行為は全て医師法に基づき行われている医業であることを医学生および医師は認識しておくことで、患者さんあるいは共に医療サービスを提供する医療スタッフが医師に業務を依頼する理由とその意義を実感することができるようになるでしょう。

応召義務の受け止め方について

　医師法第十九条において、「診療に従事する医師は、診察治療の求があった場合には、正当な事由がなければ、これを拒んではならない」（いわゆる応召義務）と規定されています。最近の研究成果や事例の詳細については、厚生労働省による研究報告書などを参照していただければと思いますが、患者さんへの緊急対応が必要であるか否かが議論の焦点となります。上述した研究報告書にも患者さんと医療機関および医師との信頼関係が重要な要素になると言及されており、医師は自身の所属する組織の中で、どのような体制で医療が提供されているかを日常診療の中で患者さんとその家族に情報提供し、有事の対応についても十分に話し合っておく必要があります。

過去の研修医からのメッセージ

　医師の資格を有するものにしかできないことは数多くある一方で、それに伴い医師のプロフェッショナルとしての責任が伴うことは肝に銘じておく必要があります。一方、応召義務をはじめとする法的な側面を意識しすぎると医師として働くことに窮屈さを感じることがあるかもしれません。臨床医であれば、まずは目の前の患者さん1人1人に対して、共感的な姿勢で愛情を持って接することが、この窮屈さを解消するための一つの処方箋になると私自身は考えています。

◆ 文献

1）医師法（昭和 23 年 07 月 30 日法律第 201 号）
　https://www.mhlw.go.jp/web/t_doc?dataId=80001000&dataType=0&pageNo=1
　（閲覧日 2025 年 1 月 15 日）
2）医療を取り巻く状況の変化等を踏まえた医師法の応召義務の解釈に関する研究について
　https://www.mhlw.go.jp/content/12601000/000529089.pdf
　（閲覧日 2025 年 1 月 15 日）

3 クリクラと初期臨床研修の大きな違い ～臨床実習生と初期臨床研修医の 違いについて概説～

石丸 裕康

本項のポイント

- 医学生と研修医の到達目標は統一されつつあり、卒前卒後の教育がシームレスとなってきています
- 研修医はその責任の重さと、目標の深さにおいて、医学生より一段と高い目標へ到達することが求められます
- 労働と、自己研鑽のバランスを考え、研修に臨みましょう

近年、「卒前・卒後教育のシームレス化」をキーワードに、卒前教育（医学生）と初期臨床研修で求められるコンピテンシーや目標が統一されてきています。特に医師法の改正により、医学生が行える医療行為の範囲が拡大し、実質的に処方箋を除いて多くの医療行為が可能になりました。この背景から、クリニカルクラークシップ（診療参加型実習）と初期臨床研修の内容が似てきているという現状があります。

そのため、「医学生と研修医の違いとは何か？」と疑問に思う研修医もいるかもしれません。しかし、医学生と初期研修医の大きな違いは、「責任の重さ」と「目標の深さ」にあります。この違いを理解し意識することで、より有益な研修成果が得られるのではないでしょうか。

責任を持ちながら学ぶこと

医学生にとって、病棟などで患者さんと接することの主な目的は、知識や技術を習得することにあります。この段階では診療責任を直接負うことはなく、基本的に学びの場

として位置付けられます。一方で、初期研修医は診療を通じて給与を得ており、もちろん指導医の監督下ではあるものの、診療責任の一端を担う立場です。この点を忘れてはなりません。

　また、研修医に課される目標は医学生と共通する部分があるものの、求められる水準はより高く設定されています。たとえば「医学知識と問題解決能力」を目標とする点は共通ですが、初期研修医にはコモンな症候や病態について、研修終了時点で独力で初期対応を行えるレベルが期待されています。この責任感と目標の高さを意識しながら成長することが、初期研修の成功に繋がります。

▌労働と自己研鑽のバランス

　近年の「働き方改革」により、研修医の労働時間の管理は以前と比べて厳格化され、時間外業務を研修医に強く求めることが減少しています。一方で、医師に求められる能力や知識の水準が下がったわけではありません。そのため、目標を達成するためには、定められた時間内で効率的かつ濃密に学ぶこと、さらに自己研鑽を積むことがより重要となります。

　診療に直接関わる業務以外にも、医学書や論文を読んで学ぶことや、勉強会や研究会に参加することを通じて成長を図る姿勢が今も求められます。こうした「自己研鑽」によって得られる部分が、医師としての成長には欠かせないのです。

　一部では、時間外の学びを積極的に行う医学生と、研修を労働と割り切って時間を過ごす研修医との間に「逆転現象」が起きている、という指摘もあります。初期研修は単なる「労働」では達成できない部分が大きいという点を心に留めてほしいと思います。時間内に業務をきちんとこなすことは当然重要ですが、その上で「医師として成長する」という視点を持つことが、初期研修の本質ではないかと思います。

最後に

　医学生と初期研修医の役割には共通点が増えてきていますが、責任と目標の違いを理解し意識することで、研修の質を高めることができます。また、初期研修医としての労働の責任を果たしつつ、自己研鑽を怠らない姿勢が、医師としての基盤を築く鍵となります。限られた時間を有効に活用し、目の前の患者さんのためにも、自身の成長のためにも努力を続けることを望みます。

過去の研修医からのメッセージ

　研修医時代、本当に成長できているのか？と日々不安に感じながら研修していましたが、夏休みの病院実習で医学生と接し、その指導にあたることで確かに成長を実感できたことを思い出します。臨床実習に、研修医として関与してもらえることで、お互いにとって成長の機会になると思います。ぜひ協力お願いします！

◆ 文献

1) 石丸裕康：昨今の学生教育と研修医教育. 日本内科学会雑誌 2022; 111: 505-510.
2) 医師の研鑽と労働時間に関する考え方について. 厚生労働省

4 医師が陥りやすい法的ピットフォール
〜守秘義務、交通違反、確定申告等〜

石丸 裕康

本項のポイント

- 医師の仕事においては、さまざまな法律を理解しそれを実践に活かすことが必要です
- 医師が法律を犯した場合、通常処罰に加え、医業停止などの行政処分が科される場合があります
- 守秘義務など仕事に関わることのみならず、交通違反や税務上の問題など私生活に関わる部分でも自らを律することが求められます

　医師の仕事では、さまざまな法律を理解し、それを実践に活かすことが求められます。また、医師が法律を犯した場合、通常の処罰に加え、医道審議会を経て医業停止や免許取消といった行政処分が科される可能性があります。これは、医師という職業が社会から高い倫理性と責任を期待されているためです。

　守秘義務などの職務に関わるものだけでなく、交通違反や税務問題など私生活においても法令を遵守し、自らを律することが求められます。本項では、研修医が特に注意すべき法的なピットフォールについて解説します。

守秘義務違反のリスク

　守秘義務は、医師が患者さんから信頼されるための基盤であり、医師法第17条の3（「医業をする者は、正当な理由がある場合を除き、その業務上知り得た人の秘密を他に漏らしてはならない」）、刑法134条などで厳格に規定され

ています。医療現場では日常的に患者さんの個人情報に接するため、この情報を慎重に扱わなければなりません。しかし、SNS での不用意な投稿や、家族への説明時の配慮不足が、守秘義務違反として問題視されることがあります。

具体例としては以下のようなものが挙げられます：

- 症例を学習目的で SNS に共有した際、患者さんが特定できる情報を含めてしまう
- 患者さん本人の同意を得ずに第三者に病状を話してしまう
- エレベーター内で患者情報について話題にしてしまう

これらのリスクを避けるために、患者情報の取り扱いは慎重に行い、同意のない情報共有を控えることが重要です。また、SNS には、安易に投稿しない姿勢が求められますが、投稿する場合にも投稿内容を厳しくチェックし、問題がないか慎重に判断してください。

交通違反・交通事故への注意

長時間勤務や救急対応など、医師は疲労や時間的制約から交通違反や事故を起こすリスクが高くなります。また、酒気帯び・飲酒運転については一般社会以上に厳しく処罰され、毎年医業停止処分を受ける医師が複数出ているのが現状です。自動車運転時はもちろんのこと、自転車の運転についても、交通ルールを遵守することが大切です。

確定申告・税務上の問題

研修医の給与所得は病院が源泉徴収を行うため、通常は確定申告は不要ですが、複数の病院に雇用されている、主たる勤務先以外から収入がある、年収が 2000 万円以上、といった場合、確定申告が必要になることは知っておく必要があります。医師はそのキャリア上、こうした要件に当てはまる場

合が多く、確定申告がしばしば必要となります。副業収入を申告せずに放置すると、無申告加算税といったペナルティや、悪質な場合は脱税として取り扱われることがあります。副業収入がある場合は必ず確定申告を行いましょう。

医道審議会と行政処分

医道審議会は、医師の法的・倫理的な問題を審議し、医業停止や免許取消といった行政処分を決定する機関です。毎年発表される処分事例には、交通違反のほか、不正診療請求や薬物関連法違反、大麻使用、わいせつ行為などの迷惑防止条例違反などが含まれています。

医師の仕事は社会からの信頼が基盤となっており、職務中だけでなくプライベートにおいても、少なくとも法には触れないよう自らを律することが求められます。

過去の研修医からのメッセージ

研修医時代、救急外来で患者さんの付き添いで来院した会社の同僚に、病状を説明しようとした際、患者さんの許可がないまま説明しようとして指導医に厳しく咎められたことを覚えています。医師の仕事は患者さんのプライバシーに踏み込む場面が多いですが、その扱いには細心の注意が必要であると痛感しました。

◆ 文献
1) 医師及び歯科医師に対する行政処分の考え方について 平成 14 年 12 月 13 日, 医道審議会医道分科会
2) 医師の確定申告・納税. 勤務医としての基本知識, 日本医師会女性医師支援センター
https://www.med.or.jp/joseiishi/article009.html
(閲覧日 2024 年 12 月 22 日)

5 データ駆動型社会におけるピットフォール
~情報管理を徹底的に~

淺田 義和

本項のポイント

- 学部時代にも学んだことですが、患者情報の取り扱いは十分な注意が必要です
- 医局等で行われている研究に関するデータなども、同様に注意して扱いましょう
- 近年、話題となっている生成 AI などの利用に際しても、情報流出に注意しましょう

患者情報の取り扱いは常に注意が必要

　医療現場において扱うデータには、様々な種類のものが存在します。端的に思いつくものは患者情報です。この取り扱いについては、学部時代の臨床実習などでも繰り返し見聞きしてきた内容かと思われます。例えば「実習で得た情報を SNS 等に流さない」といった内容は最たるものと言えるでしょう。

　公開は論外としても、そもそも機密情報となっている情報です。例えば自分の PC やタブレット等の端末にそのまま保存したり、電子カルテの画面を写真に撮ってしまったり、印刷したデータを持ち帰ったり、といった行為は厳禁となります。これらは罰則規定などにも定められていることもあります。うっかりでは済まされないような結果を引き起こしてしまわないよう、十分な注意が必要です。

医師免許の意義を考える 〜社会の中の医師の役割とピットフォール〜 **第1章**

研究データをはじめ、取扱注意のデータは多数存在

　患者情報以外にも、取り扱いに際して注意が必要なデータは多々あります。医局等で行われている研究に関するデータも、その一つです。研究データの取り扱いは、患者情報の取り扱いと比べて、あまり接してこなかったかもしれません。

　前述した患者情報は、研究データとして用いられることもあります。症例報告などで学会発表や論文をまとめるような状況は、研修医の間でも遭遇することかと思われます。論文誌等にも公開される情報になるため、患者情報そのものと比較して、データはマスキングされて扱われます。このため、元々の患者情報と比べて、取り扱いの際に気を緩めてしまうかもしれません。しかし、研究データは大学や病院等にとって重要な知的財産の一つとなるため、やはり十分な注意が必要です。

　患者情報以外にも、各種実験等で収集したデータ、研究のアイデアや進捗に関する情報なども研究データとして考えることができます。研究の進捗等については、学会発表等で扱われることもあり、「このくらいなら大丈夫だろう」とうっかり口にしてしまうこともあるかもしれません。しかし、特に研修医として勤務し始め、どこまで・どの程度重要なデータであるか判断しづらい状態においては、軽はずみな気持ちで機密情報を漏洩してしまうことのないよう、十分な注意が必要です。

話題の分野だからこそ：生成 AI の特徴を理解しておく

　最後に、近年で話題になっている生成 AI（Generative AI）についても少しだけ触れておきましょう。OpenAI の ChatGPT や Microsoft の Copilot など、様々な生成 AI が登場しています。生成 AI は基本的に、プロンプトと呼ばれ

27

る指示文や関連するファイル等を受け取ることで、その内容に合致したものを生成する仕組みとなっています。簡単な文章生成や翻訳などで使ったことがある人も多いかもしれません。

　一方、生成 AI は常に知識を更新するための学習が行われています。この学習は、入力されたプロンプトとその生成結果を記録し、以後の生成に活用するような行為です。ここで注意すべきは、入力したプロンプトがそのまま保存されるリスクの存在です。患者情報や研究データなどをプロンプトとして入力してしまうと、そこから情報漏洩につながってしまうことになります。ChatGPT をはじめ、こうした学習での利用を回避するような設定が可能な生成 AI も存在しています。しかし、その設定にかかわらず、そもそも「重要な情報を AI に渡している」という時点で大きなリスクもはらんでいることを忘れないようにしましょう。

　なお、特に生成 AI の分野では情報の更新が非常に早くなっています。本稿は 2024 年末の執筆ですが、場合によっては半年程度で大きく状況が変わっている可能性もあることを付記します。逆にいえば、生成 AI は単に便利だから使うというだけでなく、可能な限り最新の情報を収集し、その特徴を正しく理解したうえで利用することも必要になります。

6 社会が医師に期待すること
～初期臨床研修医のプロフェッショナリズム～

宮田 靖志

本項のポイント

● レジリエンスを高め、常に省察を繰り返して成長し、複雑かつ曖昧な医療現場に取り組み、社会的説明責任を果たすのが真のプロフェッショナルです

プロフェッショナリズムとは医師の価値観・行動・関係性です

　プロフェッショナリズムの定義は様々なものが提示されてきていますが、英国の王立内科医協会による"専門家・専門家職集団として、患者・社会からの信頼を維持するための価値観・行動・関係性[1]"が最も分かりやすいでしょう。

プロフェッショナリズムの鍵となるのは信頼です

　信頼とは、患者さんの立場から考えると、"医師を監視・規制しなくても、医師は私の健康に重要なことを行ってくれるはずだから、医師の医療行為で生じる危険性はあるかもしれないが、そのリスクは承知で医療の不確実性を受け入れようと思う[2]"ということです。ここには、患者さん側では医療情報を十分に把握することができないという"情報の非対称性・情報劣位の状態"ということと"医療の不確実性"という非常に重要な概念があります。医師がプロフェッショナリズムを維持していなければ、このような状況の中では医療を行うことが不可能なのです。信頼の要素は、知的信頼（能力）と道徳的信頼（善意、誠実さ）です[3]。

卓越性、人間性、利他主義、説明責任の4要素が重要です

　最もよく引用されている定義[4]において挙げられている
プロフェッショナリズムの要素は、次の4つです。

- **卓越性**：知識・技術に秀で、スタンダードを超えること
  を追求すること
  継続的な生涯学修、自己主導的な学び、情報の探索・吟
  味・適用が重要です。

- **ヒューマニズム**：尊敬・共感・思いやり・敬意・誠実
  思いやりは、困っている人々に手を差し伸べたり、社会
  のニーズに応えたりしようとする取り組みにつながる特
  性で、行動を伴います。医療を物語として捉えるナラ
  ティブ・メディスンの考え方も重要です。

- **利他主義**：自己の利益ではなく、患者の利益を優先する
  こと
  患者さんの真の利益は何なのか、それを考える際には、
  倫理的思考・判断が重要となることがあります。

- **説明責任**：自分の活動を正当化し責任をとること、患
  者・社会のニーズに応えること
  高い技術を持つだけの医師は単なるテクニシャンです。
  社会のニーズに対する責任を持つのが真のプロフェッ
  ショナルです[5]。地域、コミュニティの健康問題を把握
  し、それに対処する必要があります[6]。これは社会的説
  明責任と呼ばれる概念で、地域をケアすることは医師の
  主要な責任です[7]。

医師免許の意義を考える 〜社会の中の医師の役割とピットフォール〜 **第1章**

高度の複雑さと曖昧さを扱い、自分の行為と決断を振り返る

現代の医療は様々な社会状況や価値観が錯綜して非常に複雑になってきており、また曖昧さが増してきています。複雑さを体系的に対処するとともに曖昧さに耐える能力が必須です。複雑さを丁寧に解きほぐして対応するクネビンフレームワーク（**表1**）が役立ちます[8]。また、曖昧さがあることを認めたうえで、解決を焦らずじっとその状況に患者さんと共に居続ける能力、いわゆるネガティブ・ケイパビリティ[9] の概念を理解し身に付けていくことも重要です（**表2**）[10]。

そして、様々な困難事例、また喜怒哀楽を感じた印象的な事例をじっくりと振り返って分析し、次の学びを得る（省察する）ようにしましょう。省察を習慣化することがプロフェッショナルとしての成長につながります。このような実践家は医療に限らずすべての専門職に求められており、省察的実践家と呼ばれています[11]。

表1 クネビンフレームワークの5つの領域

1．単純な状況（Simple） ・原因と結果が明確で、全員が同じ方法で状況を理解、対応できる
2．込み入った状況（Complicated） ・複数の正しいアプローチが存在する場合があり、"感知 → 分析 → 対応"する
3．複雑な状況（Complex） ・原因と結果の関係が明確ではなく、"実験や試行錯誤"を行いながら対応する
4．混沌とした状況（Chaotic） ・原因と結果の関係が全くわからず、"即座に行動"し管理可能な領域に移行させる
5．無秩序（Disorder） ・状況がどの領域に属するか判断できない状態。状況を明確化し、他の4つの領域に分類する

表2 ネガティブ・ケイパビリティの特徴[10]

① 多様な考え方や在り方を重視する
② 複雑な状況や不確実性、耐えがたい心理状態に耐えること、あるいはそれを受容する
③ 早急に解決を求めず、問題や目的にとらわれずに積極的なアクションをしないことを選択する
④ 上記の状態や行動に対して希望を持つ
⑤ 無私の状態（筆者注：自分の価値観や先入観、利害や欲求から解放され、周囲の状況や他者に対して純粋な受容的態度を保つ）

31

自身の健康を保つこともプロフェッショナリズムです

　ストレスフルな状況、燃え尽きや個人的苦痛があると、プロフェッショナルな行動から逸脱してしまいます。自らに優しくすることにより患者さんに対する優しさが維持されます。セルフケアを行い、困難や逆境に対してしなやかに適応し、立ち直る力（レジリエンス）を高めていきましょう[12]。

過去の研修医からのメッセージ

　初期研修の2年間にプロフェッショナリズムの基礎が築かれると思います。バーンアウトを回避しながら、複雑、曖昧で困難なケースに背を向けず取り組みましょう。これが真のプロフェッショナルへの道だと思います。

◆ 文献

1) Royal college of physicians. Doctors in society. Medical professionalism in a changing world. Report of a Working Party, December 2005

2) Mayer RC, et al.: An integrative model of organizational trust. Acad Manag Rev. 1995; 20: 709-734.

3) Laurence B, et al.: Trustworthiness and Professionalism in Academic Medicine. Acad Med. 2020 Jun; 95(6): 828-832.

4) Arnold L, et al.: "What is medical professionalism?" Measuring medical professionalism, Stern DT ed, Oxford university press, 2006, p15-37.

5) Whitcomb ME: Medical Professionalism: Can It be Taught? Acad Med. 2005; 80(10): 883-884.

6) Boelen C, et al.: Defining and measuring the social accountability of medical schools. Geneva, WHO, 1995

7) Richard R: What does "community-oriented" mean anyway? Some thoughts on Zohair Nooman. Educ Health(Abingdon). 2002; 15(2): 109-112.

8) スノウドン DJ:「クネビン・フレームワーク」による臨機応変の意思決定手法 . DHBR Mar 2008: 108-118.

9) 帚木蓬生 : ネガティブ・ケイパビリティ　答えの出ない事態に耐える力 . 朝日新聞出版 , 東京 , 2017.

10) 越川陽介 : 見通しの立たない時代の歩き方を考える : メンタルヘルスの未病とネガティブ・ケイパビリティ . 日本未病学会誌 2022; 28: 59-63.

11) Schon DA: The Reflective Practitioner: How Professionals Think in Action. Basic Books, 1984

12) フレインス A, ほか（宮田靖志訳）: 臨床現場のレジリエンス 医療従事者のウェルビーイングのために . 東京 , 近江書房 , 2024

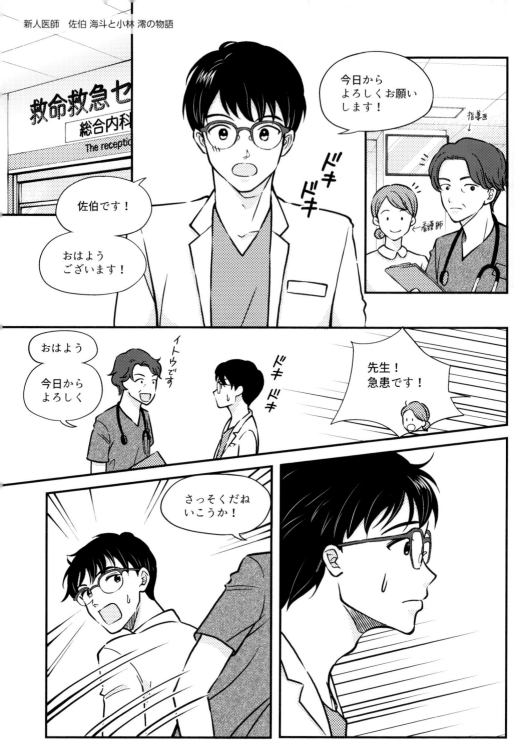

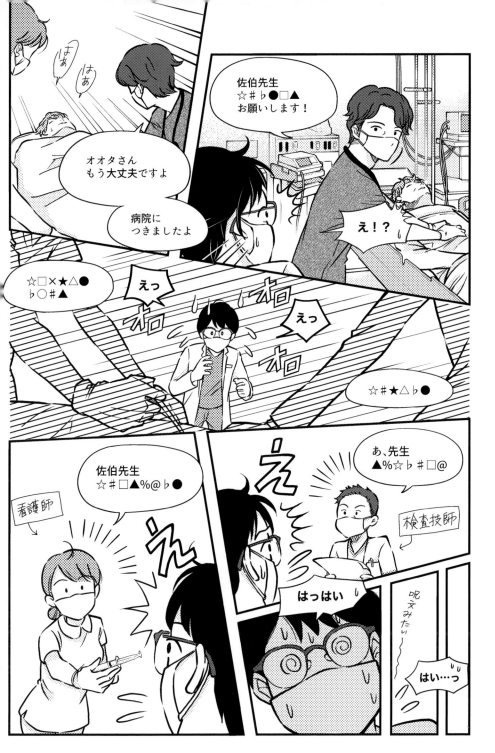

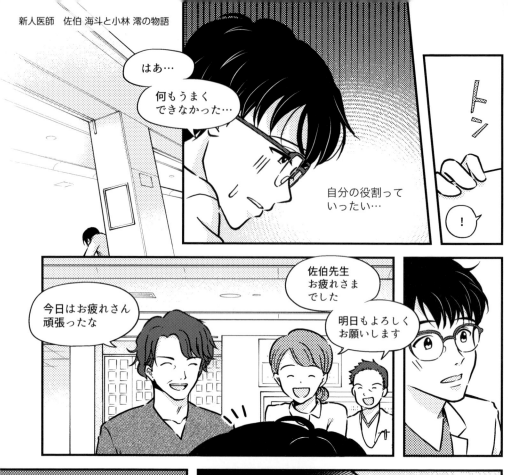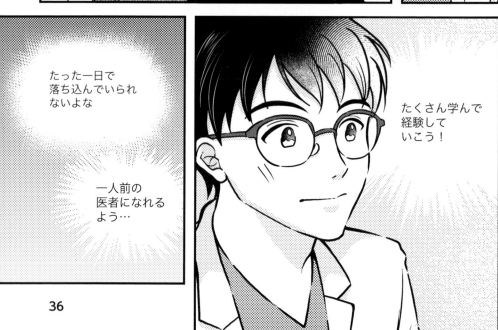

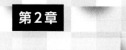

第2章
初期臨床研修2年間を最大限に活かすために

1 | **オリエンテーション**
　　〜院長・看護部長を始めとする「金言」は一生の宝〜

2 | **1年目研修医　最初の1週間**
　　〜正直、医師として最も消耗するが成長できる期間〜

3 | **1年目研修医　1週間〜1か月**
　　〜緊張感の中で最も疲労するが、最も学びが多い〜

4 | **2つ目の診療科、3つ目の診療科での注意点**
　　〜慣れてくる頃が一番危ない、それぞれの診療科でのルールを、申し送りを徹底的に〜

5 | **「普通のこと」を完璧にしないと先に進めない**
　　〜雑用という名の医療行為はない〜

6 | **選択期間は新たなステージ**
　　〜選択ローテーションは専門研修への足掛かり〜

7 | **研修病院の社会における役割を意識する**
　　〜入院までのプロセスと転院・退院後をフォローする〜

8 | **他職種を知り、連携を考え始める**
　　〜多職種連携の実践基盤を育成する〜

9 | **急性期だけでなく回復期・生活期に視野を**

10 | **働き方改革と自己研鑽**
　　〜自己研鑽の気持ちがないと絶対に伸びない？〜

1 オリエンテーション
～院長・看護部長を始めとする「金言」は一生の宝～

駒澤 伸泰

本項のポイント

- オリエンテーションは「ルール説明」だけでなく「成長へのヒント」です
- オリエンテーション期間で学ぶことは一生ものの真理です
- オリエンテーション時の訓示は「医療者としての集大成」を迎える方々の言葉です

オリエンテーションには、成長へのヒントだらけである

　入職後しばらくは、医籍登録が済んでいないこともあり、オリエンテーションを行う病院がほとんどと思います。研修センターからの「選択期間選定方法」や、事務職からの「勤怠説明」、医療安全管理担当者からの「ルール説明」が行われます。そのようなルール説明だけでなく、院長や看護部長、研修センター長から皆さんにメッセージが送られるのが普通だと思います。

　後期専門研修は各診療科での育成がメインですが、初期臨床研修医は病院全体で育成します。ですので、病院中枢部の皆さんへの期待は非常に高いのです。そして、30歳か40歳下の皆さんを見る中で、自身のビギナー時代を想起し、「立派に成長してほしい」と思っているはずです。ですので、そこで語られる言葉は決して、綺麗ごとではなく、期待と感情のこもった非常に有益なメッセージです。

　また、メッセージをくれる皆さんは、院長・看護部長など「一般医療者が見えない立場から俯瞰している立場」の人た

ちであり、多くが、その医療者人生の集大成を迎えておられる方々です。その時には完全に理解できなくても、研修が進むにつれ、理解が進んでいきます。

▍医療者としての集大成を迎える方々からの金言がそこにある

　私が研修医・レジデント時代に、院長・看護部長らからいただいた金言は下記の通りです。既に鬼籍に入られている方々もおられますが、その言葉は今でも私の心に留まり、私の研修医指導に大きな影響を与えています。

院長たちからの言葉
- 白い巨塔の財前と里見のどちらがいいなどの議論がネットでされている。しかし、考えてほしい。あのドラマに出てきている医療者はどれも一流だ。人の批判をする前に、いかにして自分たちが一流になれるかを考えてほしい。
- 病院という社会で、君たちは一番新しい。最も成長するためには、最も謙虚でいることだ。私自身も、この謙虚さを忘れ大失敗を繰り返してきた。あえて医師の先輩として伝えたい、「我々は調子に乗りやすい、いかにしてのぼせないかが成長できるかどうかのカギ」だと。
- 上級医だけが師ではありません。患者さんを取り巻く全ての職員から学びなさい。
- 保険診療上の医療行為を完璧に行うだけが医師だろうか？ 診療が終了した後に「あの先生良かったな」と思い出してもらい、亡くなられた後に家族の心の隅に「あの先生に診てもらって良かった」と感じてもらえることが「やりがい」じゃないか？

看護師長たちからの言葉

■ 君たちは指示を出す立場になります。そのためにも指示を出される立場を十分に味わってください。

■ 皆さんに感情があるように患者さんにも感情があります。まだ若い皆さんでは理解しづらい感情があります。これは生涯かけて学んでいく必要があります。

　このような言葉は、なかなかいただけるものではありません。心して聞き、数年ごとにその言葉の意味を自省してみたり、同期とディスカッションしてみることも大切ではないでしょうか？

過去の研修医からのメッセージ

　来賓やマスコミの方の目がある入学式や卒業式では、学長や理事長先生は言葉を選ばざるを得ない面があるかもしれません。しかし、オリエンテーションでは「何か研修医に残したい」「何か研修医の成長に役立ちたい」という気持ちで指導をいただけることが多くなります。現在は、卒後研修の一担当者として同席することが多いですが、院長・看護部長らの感情と期待のこもった言葉は心に響きます。

◆ 文献

1) 医師人生は初期研修で決まる！って、知ってた?. 東京, メディカルサイエンス社, 2016

2 1年目研修医　最初の1週間
～正直、医師として最も消耗するが成長できる期間～

駒澤 伸泰

本項のポイント

- 最初の1週間は一番学びが多いのは当然のことです
- 「遅刻しない」「挨拶する」「質問・確認する」ことを目標にしましょう
- 医師としての責任感と人生最大の疲労感が両立するため、意識的に休息することが大切です

同じ景色をみながら卒前卒後の差異を感じ、医師免許の重みを知る

　皆さんが配属される病棟は、皆さんが医学生時代に臨床実習生（医学）として実習を行った環境と同じように感じることでしょう。しかし、医師免許を得て、給与を得ている時点で皆さんの立場は学生から職員へ変化しています。ですので、同じような景色でも卒前卒後の差異を感じ、医師免許の責任の重みを感じることでしょう。

　しかし、皆さんができることは「実践し、学ぶ」ことです。多くのことを吸収してもらうためにも「遅刻しない」、「誰にでも挨拶をする」、「わからないことを質問・確認する」という姿勢は必要不可欠です。逆にいえば、最初の1週間は「周囲の全てから学ぶ」という姿勢で上記の3つができていれば次のSTEPに進める、くらいの意気込みでもいいかもしれません。

41

最も消耗する≒最も成長する

　最初の1週間は病棟で上級医とともに指示を出し、処方をすることが多いと思います。しかしながら、皆さんの処方や指示が実際の医療行為につながるために非常に大きな責任を感じることでしょう。

　また、最初は上級医からの修正や新たな環境の中での消耗から、大変な疲労感が蓄積することは間違いありません。これを書いている筆者も他の著者もミスを繰り返し、自分で修正することもあれば、他から指摘されながら対応してきたのです。ここで、大切なことは「自分はミスをする」ことを認め「正直さ」を持つことです。

　患者安全・医療安全の基本は、

　　1. 作業前の指導医への徹底した確認

　　2. 正直な報告（特にインシデントレポート）

　　3. 徹底した体調管理

です。特に、緊張の連続である臨床現場では③の体調管理は非常に大切です。体調がきちんと整っていないと、注意力・判断力が低下しミスをしやすくなることは当然です。

　最初の1週間は最も消耗しますが、最も成長します。成長するためにも十分な休息と柔軟な心が大切です。

過去の研修医からのメッセージ

　筆者の最初のローテーションは麻酔科でした。それまで見学でしかなかった手術室医療の中で、モニタリングのセットアップもできずにおろおろしている状況でした。麻酔科上級医だけでなく、外科医、看護師からも厳しい言葉を浴びつつも、「明日はこれをできるようにしよう」と焦りながら過ごしていたのを16年経過した今も明確に覚えています。極度の疲労から金曜の勤務終了後に21時就寝しましたが、翌日17時に起きるという人生至上最大の20時間睡眠を達成しました。非常に消耗する時間でしたが、必要不可欠な時間だったと思います。

3 1年目研修医　1週間〜1か月
〜緊張感の中で最も疲労するが、最も学びが多い〜

三好 智子

本項のポイント

● 医師の仕事を理解するためには、患者さんと指導医のそばにいることが大切です
● 分からないことは、メモする、その日のうちに整理する
● 仕事とプライベートの時間の切り替えのリズムを掴みましょう

医師の仕事とは、何か、を理解する

　医師の仕事とは何か、が記載してある本や文献はほとんどありません。医師法第十七条に「医師でなければ、医業をなしてはならない」と記載されていますが、医業以外にも患者さんの健康や地域の公衆衛生に繋がることなら、各病院や個々の医師で柔軟に対応しています。

　医師は、医学生、研修医、専攻医、指導医と学びや経験を深めていきますが、それぞれに役割があると言われています。研修医の役割は下記の通りです[1]。

1. 患者さんの日々のニーズを管理し、すべての指示を実行に移す
2. 患者さんの診断計画を作成し、後期研修医（専攻医）とともに確認する
3. 患者さんへのケア内容を記録する
4. 患者さんの退院が円滑に行えるように準備する

　日本では、米国で医学生の役割と言われている下記の内容も研修医の役割になるでしょう[1]。

初期臨床研修 2 年間を最大限に活かすために **第 2 章**

1. 患者さんの主治医としての役割を果たそう。
   ① 患者さんのところに少なくとも 1 日に 2 回は顔を出そう
   ② 自分の患者さんの申し送り記録に責任を持とう
   ③ 担当の患者さんに対し自分だけの回診前診察をしよう
   ④ 常に担当の患者さんに対し自分なりのアセスメントとプランを準備しよう
   ⑤ あなたの患者さんに関係することは、何でもやりたいと主張しましょう
   ⑥ 自分一人ではできないこと（例えばインフォームド・コンセントの取得、家族との話し合いなど）にも同席しましょう

▌分からないことは、メモ、メモ、メモ

　初期研修医 1 週間が過ぎるとお客様扱いも終了を迎え、本格的に仕事ができるかが問われてきます。一通り教えてもらったら、「分からなかったら聞いてね」と言われ、指導医は忙しそうなので、簡単に質問できる状況ではありません。まさに、自分で考える医師の仕事が始まります。

　週間予定表を頭に入れて、外来や検査の担当日、出席が必須のカンファレンスを確認しましょう。毎朝、夜間にあったことをカルテで確認後、患者さんの回診を行い、必要な指示を出して、午前中の担当現場に向かいます。ナースステーションで看護師に依頼されたことや自分で必要だと思ったことは、メモをし、自分なりの意見を持って、指導医に確認しましょう。ただし、緊急を要する案件は、指導医の外来や検査中であっても電話か直接赴いて判断を仰ぐ必要があります。

　そして、指導医と一緒に「指示を実行に移す」ための処方箋発行や処置予定などと同時に指示簿記載を行い、カルテに記載します。5W1H（いつ、どこで、誰が、何を、なぜ、どのように行うか）を記載すると、自分にも多職種にも分かり

45

やすくなります。

　業務の中で新しい発見や分からないことは、常にメモして、その日のうちに整理しましょう。誰にどのように（電話で、指示簿で、テンプレートでなど）依頼するなどは円滑に仕事をする上で必要な情報であり、自分なりの一覧を作成すると良いでしょう。もちろん、夜や週末に調べることリストに追加しても良いと思います。

▌仕事とプライベートの時間の切り替えのリズムを掴みましょう

　仕事をしているとあっという間に時間が過ぎ、1日や1週間が終わっていきます。疲れが自然に溜まっていますので、宿直や当直がない日は、睡眠をしっかりと取るように努めましょう。ON ／ OFF の切り替えをする方法を身につけておくと良いでしょう。学生から研修医への1年間が一番、燃え尽き症候群に陥りやすく[2]、マインドフルネスなども有効と言われています[3]。

◆ 文献

1) 第Ⅰ部臨床医学へのオリエンテーション　2役割と期待されること . セイントとフランシスの病棟実習・研修ガイド　診察の仕方から業務のコツまで , J G Wiese, S Bent, S Saint. 大西弘高訳．東京 , 丸善 , 平成21年11月30日発行

2) Niku K Thomas: Resident Burnout. JAMA 2004; 292(23): 2880-2889.

3) Kiran R Busireddy, et al.: Efficacy of Interventions to Reduce Resident Physician Burnout: A Systematic Review. J Grad Med Educ 2017; 9(3): 294-301.

4 2つ目の診療科、3つ目の診療科での注意点 〜慣れてくる頃が一番危ない、それぞれの診療科でのルールを、申し送りを徹底的に〜

三好 智子

本項のポイント

- 診療科が変わる、指導医が変わるとルールが変わる？！
- 多職種の声にも耳を傾けましょう。それは、患者さんにつながっています
- その悩みは、あなただけではない。同期と話をし、お互いを助け、高め合いましょう

診療科が変わる、指導医が変わるとルールが変わる？！

研修医は、早くて1か月間で次の診療科でローテーションします。短期間で様々な診療科で医師としての研修ができることがメリットですが、長く研修をする方がその診療科のより深く面白い部分を経験することができます。また、一緒に働いている時間が長いほど、お互いに人となりが分かり、信頼を得て、新たな挑戦を提案してもらうこともあります。

診療科が変わると診療科内のルールが異なったり、指導医同士でも治療方針が異なることもあります。診療科や指導医が変わった際は、事前にルールの確認をしておくと共通認識ができていて良いでしょう。

また、必修の研修科が決まっているため、苦手な診療科でも研修を行わなくてはなりません。しかし、今後その診療科がない病院で働くことになった時には、救急外来などで少なからず自分で診療したり、紹介したりする可能性もあり、研修する意義があります。どの診療科で研修をする

47

際にも礼節を持ち、信頼関係が築けるようにしましょう。

多職種の声にも耳を傾けましょう。それは、患者さんにつながっています

　看護師はいつも患者さんと接しており、看護師から相談があることは、基本的には患者さんが困っていると考えましょう。また、経験がある多職種は、研修医の仕事を見ており、時には支援をしてくれることもあります。患者中心の医療を行うための仲間として、丁寧な対応を心がけましょう。

　研修医のインシデント・アクシデント事例の発生原因分析では、知識や技能の未習得以外にも施設内ルールの未習得・違反など、研修医特有の理由もあります[1]。2つ目・3つ目の診療科では、慣れてきて、自ら行う医師の仕事が増えてくるため、様々なルールを知っておくこと、そして知らないルールがあれば、他の職種に聞いたり、指摘してもらえるような関係性を構築しておくと良いでしょう。

その悩みは、あなただけではない。同期と話をし、お互いを助け、高め合いましょう

　指導医や専攻医には簡単にできることも、研修医には難しいことが多くあります。優れた指導医や専攻医にも研修医時代があり、何年も自己研鑽を積み、今のレベルまで達しているのです。2024年4月より開始された医師の働き方改革の中でも自己研鑽は可能です。ロールモデルとする指導医や専攻医を見つけて、どんな研修医生活を送っていたか、聞いてみましょう。「特別なことは何もしていないよ」というかもしれませんが、優れた指導医は「普通に」「時別なこと」をしているものです。

　そして、同期を大切にしましょう。皆さんが専攻医や指導医になった時に、一緒に最前線で働く仲間です。別の診療科に進む同期も、皆さんを助けてくれます。互いに助け

合い、教え合い、切磋琢磨して研修を乗り切ってください。
研修医の燃え尽き症候群の原因としては、職場の環境もあ
りますが、精神的・身体的な健康、女性、経済的不安、自
己効力感の低さといった研修医の特性もあります[2]。できな
いことがあるのは自分だけではない、ということを共有し、
共に学び合いましょう。

◆ 文献

1) 石川雅彦：研修医が関与したインシデント・アクシデント事例の検討.
   医学教育 2013; 44(3): 143-146.
2) Anli Yue Zhou, et al.: Factors Associated with Burnout and
   Stress in Trainee Physicians: A Systematic Review and Meta-
   analysis. JAMA Network Open 2020; 3(8): e2013761.
   doi:10.1001/jamanetworkopen.2020.13761.

5 「普通のこと」を完璧にしないと先に進めない
～雑用という名の医療行為はない～

安田 真之

本項のポイント

- 医療行為だけが医師の業務ではありません
- 患者さんが受ける医療行為の周辺には多くの業務があり、安全で質の高い医療を提供するためにも周辺業務も重要です
- 周辺業務をスムーズに行うためには多職種との連携は欠かせません

医療行為以外の「雑用」とは一体何でしょうか

医療現場では、医療行為以外の業務も非常に重要です。医療現場では、診察や手術などの直接的な医療行為だけが求められるわけではありません。むしろ、患者さんの全体的なケアや医療現場の円滑な運営を支えるために、さまざまな「周辺業務」が欠かせない役割を果たしています。これらの業務は、時に「雑用」として軽視されがちですが、「周辺業務」として重要です。「周辺業務」を丁寧に行うことは医療チームの一員として責任を果たすことや、医療システムを円滑に運営するための、必須のスキルを磨く機会にもなります。

「周辺業務」から得られるもの

診療録の記載、診療情報提供書、退院サマリーなど、医師としての業務には多くの書類作成が含まれます。これらの書類は、単なる形式的な作業ではありません。患者さんの病状や治療方針、今後のケア計画などを的確に伝えるた

めに、正確さが求められる重要な業務です。また、他の医療従事者や、次に患者さんを担当する医師にとっても、患者さんの状態を把握する重要なツールとなります。したがって、丁寧かつ正確な記録を心掛けることは、患者さんの安全を守るためにも不可欠です。

　他にも、患者搬送なども一見単純な業務のように思われるかもしれませんが、実際には患者さんの安全と快適さを確保するために多くの配慮が必要です。搬送中のトラブルは患者要因（重症度、緊急度など）、システム要因（安全管理の欠落、機器の異常など）、人的要因（コミュニケーション不足、不注意など）により発生するとされています。つまり、患者さんの状態はどうなのか、何故この搬送が必要なのか、どこに向かって何を行うか、どのような点滴やモニターがついているか、酸素ボンベは十分な量があるか、搬送中に急変した場合にどのように対応するか、搬送中に患者さんの不安について傾聴できるか、など多くの事柄に注意する必要があります。これらの周辺業務を通じて、医師として必要な総合的なスキルが養われ、医療システムの全体像を理解し、より広い視野を持つことができます。

　また、周辺業務を円滑に行うことは、「多職種連携」の向上に不可欠です。看護師、薬剤師、放射線技師などのスタッフと連携・協力して活動し、医師としての役割だけに集中するのではなく、他の職種の業務や視点を理解する必要があります。これにより、医療チーム全体の信頼関係が深まり、結果として患者さんに提供される医療の質が向上します。

　さらには、周辺業務を通じて得られる「人間力」も大切です。患者さんの話に耳を傾け、寄り添い、患者さんの不安や恐れを理解しようとする姿勢は、搬送のような一見地味な業務中でも実践できます。そのような姿勢で研修すると、医師としてだけでなく、一人の人間として成長することができるでしょう。

過去の研修医からのメッセージ

同じ業務でも、フレームワーク（枠組み、捉え方）として「雑用」か「医療システム上必要な周辺業務」か、どう捉えるかにより取り組み方、気持ちは異なります。私たちの医療を取り巻く環境には地域社会、行政、福祉、介護、教育などの分野があり、医療との境界が不明瞭なものも多く存在します。その際、上手にフレームワークができると自身のストレスも減少し、周囲からも評価される言動が可能になるでしょう。

6 選択期間は新たなステージ
～選択ローテーションは専門研修への足掛かり～

安田 真之

本項のポイント

- 選択ローテーション（選択研修）は専門研修に直結します
- 何を目的として選択研修の診療科を選ぶかを考えましょう
- 将来のキャリアを想像しながら、選択研修を選びましょう

選択ローテーション（以下、選択研修）の意味とは

医師臨床研修指導ガイドラインでは、実務研修の方略として研修期間は 2 年以上（104 週と 2 日）とする、とされています。そのうち原則として、内科 24 週以上、救急 12 週以上、外科、小児科、産婦人科、精神科及び地域医療を必修分野としてそれぞれ 4 週以上の研修を行う（合計 56 週）ことが明記されています。逆に言えば、選択研修は最大で 48 週程度として認められています。

選択研修の分野と時期をどのように設定するかは、研修医としての成長において非常に重要であり、3 年目以降の専門研修に直接的な影響を及ぼすため、慎重に考えることが求められます。臨床研修病院のプログラムにより選択研修の自由度は異なると思いますが、ここではガイドラインに沿った自由度の高いプログラムとして選び方のポイントを挙げます。

選択研修の選び方のポイント

1. 必修研修の補足

　必修研修だけでは到達目標の達成が難しい場合、個々の研修医の能力に合わせて不足部分を補うものです。どの専門研修に進む場合にも、基本的診療能力を獲得するための補強として意義があります。

2. 全領域研修の総仕上げ

　3年目以降に専門研修を選択した場合に、一生のうち二度と経験できない研修（たとえば内科志望の研修医が、今後は携わらない可能性が高い外科研修で手術症例を研修する、など）を行うものです。一見すると不要な研修にも思えますが、一生で一度しかないと考えながら行う研修は、記憶が鮮明に残ると思われます。これにより将来に思わぬ症例に出会った際に、選択研修での経験の記憶が蘇ることもあるでしょう。

3. 専門研修の幅を広げる

　3年目以降の専門研修を行う診療科に関係する選択研修（たとえば外科志望の研修医が放射線診断科や緩和ケアセンターなどで研修する、など）を行うものです。専門研修を行う際の知識、技術などを幅広く先取りできるだけでなく、専門研修中に協力して行う部署とのネットワークを構築できるという利点があります。

4. 専門研修の選択候補として

　3年目以降の専門研修をどうしようか迷っている場合が当てはまります。特に候補となっている診療科が必修研修対象でなかった場合、選択研修として経験し、将来の進路決定における判断材料となるでしょう。この場合、初期研修2年目前半までに候補となる診療科の研修を終了し、判断材料とする必要があります。

5. 専門研修の先取り

　3年目以降で専門研修を行う診療科が決定しており、選択

54

研修としても多くの期間を選択し、シームレスな移行を行う
ものです。産婦人科や小児科に特化したコースなどが当て
はまるでしょう。他の診療科でも、医師臨床研修指導ガイ
ドラインのルールの範囲内で先取りは可能です。この場合、
初期研修2年目後半、研修修了直前に研修を行うと3年目
4月よりスムーズに専門研修に移行が可能となります。

過去の研修医からのメッセージ

　選択研修を選ぶ際には、自分自身のキャリアビジョ
ンを明確にすることが必要です。どの専門分野に進み、
どのような医師になりたいかを考え、自分自身の強み
や弱みを理解することで、自分にとって最適な選択研
修を見つけることができます。そのため、自分自身の
意思で慎重かつ計画的な選択研修の決定・実行が重要
です。何より自己成長のために、常に自分の興味や目
標を見据えながら、学び続ける意欲を持ち続けること
が、選択研修・専門研修とその後のキャリア形成にお
いて重要と考えます。

7 研修病院の社会における役割を意識する ～入院までのプロセスと転院・退院後をフォローする～

駒澤 伸泰

本項のポイント

- 病院が社会インフラの一つであることを理解しましょう
- 担当患者さんがどのようなプロセスで紹介されてきたかを理解しコミュニケーションをとりましょう
- 担当患者さんがどのように転院・退院して社会復帰していくかを理解しましょう

病院の社会における役割を考えましょう

　ほとんどの病院では、初期臨床研修1年目は院内における基本的診療能力獲得がメインだと思います。そして、入院時に患者さんが上級医から割り振られ、その患者さんの退院が患者さんとの関わりの終焉だと思います。しかし、患者さんは研修病院クラスの病院に紹介するまでに多くのプロセスを踏んでいることが多いのです。

　下記にいくつかのパターンを示します。

　もちろん、

① 二次救急もしくは三次救急で直接入院→担当

　　というパターンもあると思いますが、多くは

② 何らかの不快な症状がある→かかりつけ医のクリニック受診→皆さんの研修病院の外来受診・検査→診断を得て、治療のため入院

③ 健診で異常指摘→皆さんの研修病院の外来受診・検査→診断を得て、治療のため入院

などの場合、数多くのプロセスを経ており、その間に患者

さんは多くのストレスや悩みを抱えているものと思います。

これは日本の医療制度に基づいたプロセスであり、社会インフラとしての医療の姿を理解しておく必要があります。患者さん目線で、これまでのプロセスを理解しておかないと円滑なコミュニケーションは難しいかもしれません。担当する前に紹介状にしっかりと目を通しどのような「症状」から「病診連携」を経て、「何を目的に」入院してこられたかを理解する必要があります。

初期臨床研修2年次では、「地域医療」ということで保健所や診療所での勤務を経験できると思います。しかし、その時までにクリニック・診療所・病院という社会インフラの意義を理解しておく必要があるのです。

担当患者さんの転院・退院のプロセスをイメージすること

退院や転院の場合も、自分の担当患者さんがどのようなプロセスを経るかを理解しておく必要があります。

- 外科手術後の患者さんは基本的に上級医がその病院の外来で一定期間フォローして、地域のクリニックに紹介されていきます
- ただ、脳梗塞や脳出血などの脳卒中や高齢者の骨折後などでは、リハビリテーションが必要なため、慢性期の病院に紹介され、徐々に社会復帰を目指します
- がん化学療法後の患者さんで Best Supportive Care の対象となった方は、在宅緩和ケアやホスピスなどを紹介されます

このようなプロセスを担当医の1人である初期臨床研修医が理解しておかないと、患者さんサイドは「断絶」を感じてしまうかもしれません。

そのために、その患者さんの「その後」を考慮して紹介状を記載することは非常に重要な職務となります。紹介状は上級医のチェックが入ることは言うまでもありませんが、

このような患者さんの転院・退院後のプロセスを理解しておくことは非常に大切です。

過去の研修医からのメッセージ

　大学病院や中核病院で研修していると、患者さんが最初から研修病院を受診し、退院していくかのような錯覚に陥ります。社会における医療システムの中でどのような経緯で患者さんが受診し、また転院、退院後の方向性を理解することが非常に大切です。そうすると、紹介状の読み方や書き方も変わってくると思います。

◆ 文献

1）病院総合診療科×診療所 病診連携ケースカンファ集 土曜日の紹介は嫌われる, 東京, 南山堂, 2017

8 他職種を知り、連携を考え始める
～多職種連携の実践基盤を育成する～

駒澤 伸泰

本項のポイント

- 初期臨床研修では多様な医療職種に「指示」を出す必要がありますが、皆さんは彼らから「指導」を得る立場でもあります
- 病棟によりルールが異なるため、その場での申し合わせおよびルールに従う必要があります
- 経験の浅い医療者同士で「感情的ないさかい」を起こすことだけは絶対に避けましょう

初期臨床研修医は他職種に「指示」を出すが「指導」をもらう立場です

　皆さんがどの病棟に配属されても、最も関わりのある他職種は「看護師」です。皆さんは初期臨床研修医という医師ですので、入院時指示や一定の処方を行うことが期待されます。すなわち、法制上は、初期臨床研修医が他職種に「指示」を出すことになります。ただ、実際は病棟においては看護師にチェックをしてもらう側面もあり、放射線技師の方に「この部分の撮影はこれでオーダーを」「この造影剤は上級医に確認を…」と「指導」を仰ぐ立場にあると言えるでしょう。

　「医療はチームで行う」という言葉はまさに、言うは易く行うは難しなのです。我々の性格が様々であるように、看護師を始めとする他職種の性格も様々なのです。少々厳しい言葉をかけられても、ビギナーとしての自分に対する指導だと思って、「ありがとうございます」という感謝を示せるようになれるかが、その病棟での研修が上手くいくかの分水嶺であると言っても過言ではないでしょう。

59

各病棟のルールと申し合わせに従い、 問題を感じれば「上級医」に相談しましょう

　皆さんがいろいろな診療科をローテーションする中で、「これは研修医の指示でいい」とか、「ここは医師が処置をする」などの取り決めがあるはずです。これは、ローテーションする診療科と病棟間での取り決めですので、一方的にクレームをつけても何も生みません。たとえシステムを変えるとしても、まずはそのシステムの中で行動しないと建設的な意見は生まれません。

　また、大学病院を始めとする研修病院では、研修医の数もさることながら、新人医療者の数も非常に多いのが現状です。新人同士でトラブルを起こしても、被害は患者さんに行くわけで、両成敗であることは間違いありません。また、看護師長や主任に担当看護師のクレームをいうのもご法度と思います。自分で問題と思うことがあれば、まずは自分の上級医に伝えて、「指導を仰ぐ」姿勢が大切です。

　私は麻酔科医ですが、麻酔導入後の「体位変換」や「体位固定」はその場の医療者全員で行うべきだと考えています。これは、神経障害の予防を多職種で確認することだけでなく、チームで働いていることの意識を高めると思います。女性が多く妊婦も含まれる看護師が患者介助等をしている時や患者搬送時には、嫌がることなく、お手伝いしましょう。皆さんにとって小さなことでも、信頼関係を育んでいく観点からは非常に大切なことです。

初期臨床研修 2 年間を最大限に活かすために **第 2 章**

> **過去の研修医からのメッセージ**
>
> 　他職種、特に看護師と喧嘩になってしまっては建設的な関係は生まれません。まずは、看護師から受けた指摘に関して、直せる部分は素直に受け入れていきましょう。どうしても納得がいかない部分は上級医に相談し、「上級医と主任・師長クラス」で判断してもらうことが大切です。特に研修病院は、看護師にとっても育成病院であるため、「1・2 年目のビギナー医療者」同士で感情的な衝突を起こすのは愚の骨頂です。

◆ 文献

1) 実践、多職種連携教育 . 東京 , 中外医学社 , 2020.

9 急性期だけでなく回復期・生活期に視野を

佐浦 隆一

本項のポイント

- 研修中の急性期だけでなく、回復期や退院後の生活期にも目を向けてください
- 急性期での対応が回復期での成果と生活期の人生の質（QOL）を左右します
- 患者さんの「人生」に影響するチーム医療と地域連携の重要性を心に刻んでください

初期臨床研修での「広い視野」の重要性

　初期臨床研修は、その大部分が主に急性期医療に焦点を当てた学びです。医療には、急性期だけではなく、機能を取り戻す回復期を経て患者さんの人生そのものである生活期に戻るまで、そして戻ってからも予防や介護など、さまざまな形でその役割が求められます。将来どの診療科に携わるとしても、医師として一皮むけるにはこの一連の流れの理解が必要です。

　急性期医療は重要ですが、そこで終わりではありません。処置後の患者さんが放置されれば、命は助かったとしても機能は失われます。いいえ、命を失うかもしれません。機を逸せず、「運動」という万能薬を扱うリハビリテーション治療が開始されなければなりません。そして、折角退院できても、生活期での健康増進や機能維持を怠れば疾患や障害の再発リスクは高まります。

　患者さんが「治る」だけではなく、その後も「生きるこ

とを楽しむ」ためには、急性期から生活期まで一貫した視点と対応力を持つことが求められます。

回復期リハビリテーション医療の現場を知る

急性期から回復期へ移る患者さんを診ることは大きな学びです。リハビリテーション治療は患者さんが機能を取り戻したり代償能力を獲得したりしながら、地域で自立した、あるいは介護を受けながらでも自分ながらの生活を送るために必要かつ重要な過程です。

リハビリテーション科がどのように患者さんを診察して治療の計画立案や進捗管理を行うかなどを研修できれば、疾患単位ではなく、人としての患者さんの回復過程をより深く理解できるようになります。

リハビリテーション医療では理学療法士など多職種と協働する場面が多くあります。対話を通じて、リーダーである医師の役割を確認しチーム医療の楽しさを実感する機会を持ちましょう。

生活期医療の視点を学ぶ

生活期医療は自宅や地域社会で患者さんが快適に生活するための支援を行います。慢性疾患の管理や高齢者医療、在宅医療などが中心です。急性期医療の経験だけでは、生活期での本当の課題は見えてきませんし、太刀打ちできません。

急変時の救急救命治療により慢性疾患患者が一命を取り留めたとしても、退院後の生活管理や合併症予防の指導が不十分であれば、再発リスクは高いままです。急変や再発を防ぐための継続的な医療の重要性を意識するからこそ、患者さんとの信頼関係を築こうとする先輩医師を見習いましょう。例えば、患者さんの話を丁寧に聞き、分かりやすく説明する、不安や疑問に寄り添う、といった姿勢です。

また、生活期では自身で健康維持を実践してもらうことが重要です。健康教育や予防医療を学ぶことは、患者さんの生活を支える医師になるための大切なステップです。

チーム医療と地域連携の実践

急性期から生活期まで全期にわたり必要とされる医療を提供するには、病院内だけでなく地域医療ネットワークとの連携が不可欠です。そのためには、病院間、病院 - 地域・施設間での適切な情報共有が重要です。

地域連携カンファレンスに参加して、ソーシャルワーカー、在宅医、訪問看護師などと意見交換することで医師としての視野が広がります。医療は一人でできるものではありません。当事者である患者さんと家族などの協力、および多職種の協働によって成り立つものであることを体感してください。

過去の研修医からのメッセージ

回復期病院で働いたときに、急性期での不適切な対応により医原性廃用が生じ、患者さんや療法士が苦労している様子を数多く経験しました。急性期での対応の良し悪しは回復期の治療成績と生活期の機能予後に大きく影響します。早期からのリハビリテーション治療や適切な栄養管理が患者さんの回復を促進し、長期的な QOL 向上に繋がることを目の当たりにしました。そのようなことから、患者さんを短期的な治療対象ではなく、生活する人間として長期的な視点で捉える必要性を痛感し、それを今でも実践しています。

10 働き方改革と自己研鑽
～自己研鑽の気持ちがないと絶対に伸びない？～

高村 昭輝

本項のポイント

- 働き方改革で研修時間は短くなります
- 短くなった時間を補うには質の向上しかありません
- やはり個々の努力も必要です

働き方改革と研修医の到達目標

2024 年 4 月から医師の働き方改革のルールが変わりました。結果として、研修医 / 専攻医は C-1 基準となり、1860 時間 / 年の上限が設定されたことです [1]。これまでと大きく異なるのは、明らかに研修医の労働時間（＝研修時間）が短くなることです。おそらく指導医にしてみると「え？この程度でもダメなの？」という感覚でしょう。これまで医師個人の長時間勤務という努力によって支えられていた医療構造にメスが入り、雇用している医療機関が労働を強いてはいけないだけではなく、時間管理を求められることになりました。

これは医師の身体的・精神的健康を守るためには絶対に必要なことです。ただ、医師の修得すべき高度な医療技術は多少の個人の要素はあるにしても間違いなく、「医師として過ごした時間の量と質」に応じて進歩していきます。つまり、「量」について言えば、長時間の時間外労働を前提として作成された研修プログラムや専門研修プログラムは間違いなく、見直す必要があります。ただ、初期臨床研修の到達目標や専門医機構や各学会が明示している専門研修の到達目標

はそう簡単に変えるのは難しいでしょう。時間外の患者対応も研修のうち…という前提である場合、その前提は崩れ、今までと同じ期間で同じことをしていたのでは到達目標の達成は困難になったと言えます。

　実際にこの医師の時間制限が日本よりも先んじて導入された米国では、医師としての技能の習熟に領域によっては十分に達成されない…という報告も発表されています。米国の一部の診療科では医師の能力が十分に修得されていない領域があるという論文が出ています[2-4]。では、どうすればよいのでしょうか。

研修システムとしての改善と自己研鑽

　「量」の観点からの一つの方法は、初期臨床研修や専門研修の到達目標のレベルを下げる方法です。専門医の取得要件に必要な能力レベルを認められた労働時間内で達成できる程度まで下げる…つまり、同じ専門医であっても修了時点の能力は従来の専門医よりも劣る…ということになりますから、医療の受け手である国民としては不安が広がり、同意を得るのは難しいと言えます。

　もう一つは時間労働が減った分、到達目標は変えずに研修期間を延ばすという方法です。しかし、医師はただでさえ、学部教育が6年、初期臨床研修が2年、そして、基本領域の専門研修が平均3〜4年、さらにサブスペシャル領域に2〜3年、浪人生や編入生、再受験生も多いことを考えると、専門医の過程を終えるのは35歳前後、しかも、そこは単なるスタートに過ぎないと考えると、本当に一人前と言えるのは現在でも40歳前後となります。つまり、さらに研修期間を延ばす…というのも医師のキャリアを考えるとかなり難しいと言えます。つまり「量」で補うのは現時点では不可能に近いように見えます。

　であるならば、「質」を改善するしかないでしょう。ここ

66

でいう「質」というとプログラムの内容を現在の研修期間で
も到達目標をクリアできるように方略であったり、効率性
であったりを改善することはもちろんなのですが、やはり、
個々の「自己研鑽」が"できる"医師とそうでない医師の差
に大きく影響しそうです。でも、これは医師に限らずどん
な職種でも…です。

まとめ

　今後、人口減社会において医師も供給過多になるかもしれ
ないと言われています。その際の淘汰によって"できる"医
師が患者さんから選ばれ、生き残っていく社会の中で、あ
なたがそのような医師になるためには「自己研鑽」が鍵に
なると考えています。成人学修理論において、「おとなは明
日にも活用できることを学ぶ」傾向にあります[5]。長時間の
時間外労働による雇用機関や雇用主、指導医からの強制的
な学びであったこれまでの医師像から、労働時間＝研修時
間が制限される社会の中で自ら考えて効率的に自己研鑽す
る、必要とされる医師像への転換が我々に求められている
と言ってもよいでしょう。自らの健康、一緒に生活する家
族のこともしっかり考えた上で、どう"できる"医師になる
か…はあなたの自己研鑽にかかっている、と言っても過言
ではありません。

過去の研修医からのメッセージ

確かに、働き方改革によって無駄に病院に残っている必要はないと思います。でも、これはあくまで"無駄"にだと思います。また、時間外の研鑽が減るからこそ、時間内の研鑽は今よりも更に必死でやらないと他職種からも同僚からも患者さんからも信頼されませんし、自らも自信をもって医師です！と言えるようにはなかなかなれないと思います。しっかりと自分をコントロールしつつ、一生懸命に学ぶことは大切だと思います。

◆ 文献

1) https://www.mhlw.go.jp/stf/seisakunitsuite/bunya/kenkou_iryou/iryou/ishi-hatarakikata_34355.html.
   (Accessed 2024/12/3)

2) Bradley M Dennis, et al.: The effect of the 16-hour intern workday restriction on surgical residents' in-hospital activities. J Surg Educ 2013; 70(6): 800-805.
   doi: 10.1016/j.jsurg.2013.02.001.

3) Sanjay V Desai, et al.: Effect of the 2011 vs 2003 duty hour regulation-compliant models on sleep duration, trainee education, and continuity of patient care among internal medicine house staff: a randomized trial. JAMA Intern Med 2013; 173(8): 649-655.
   doi: 10.1001/jamainternmed.2013.2973.

4) Brian C Drolet, et al.: The impact of 2011 duty hours requirements on family medicine residents. Fam Med 2014; 46(3): 215-218.

5) Knowles, Malcolm S, et al.: The adult learner: The definitive classic in adult education and human resource development. Routledge, 2014.

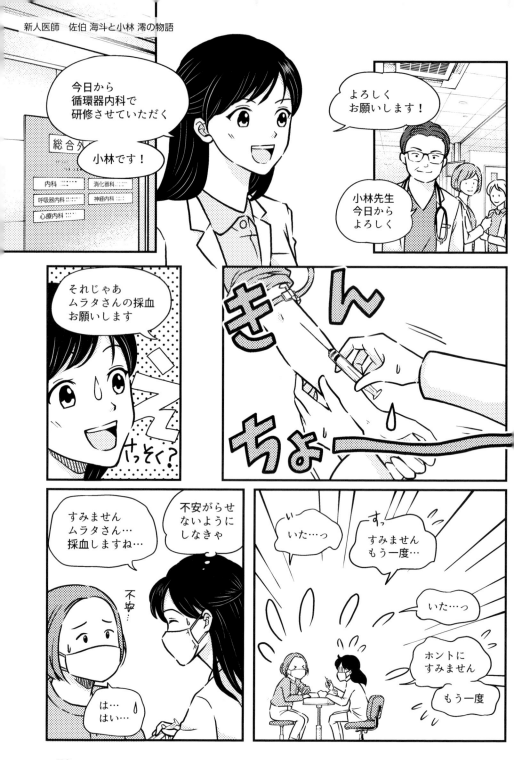

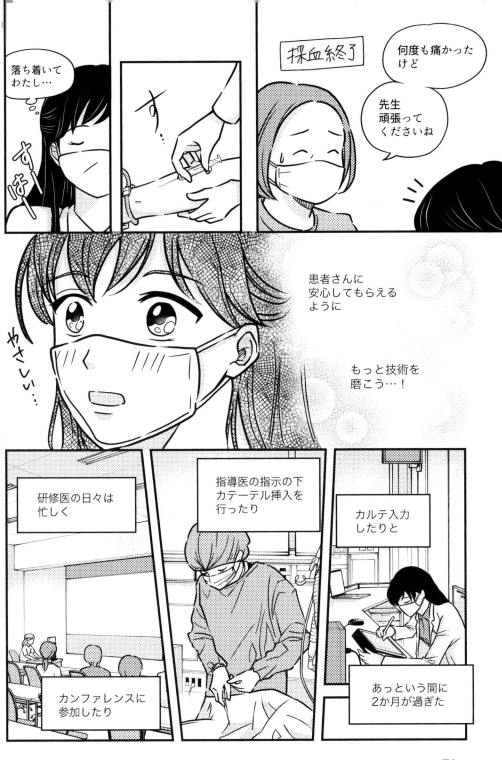

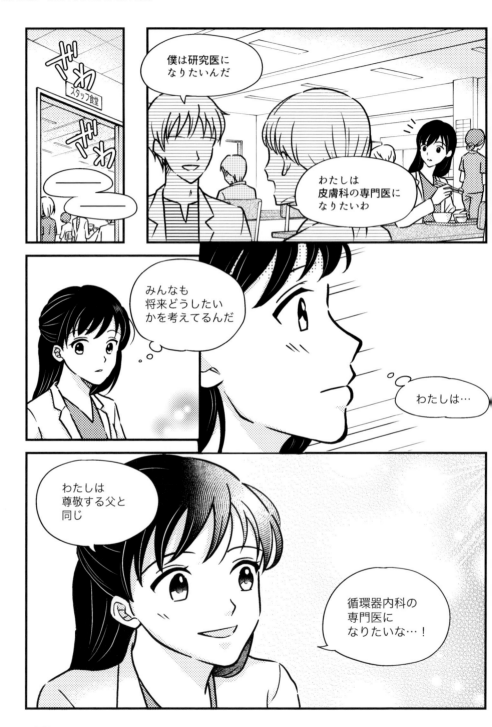

第3章

生涯にわたるキャリアデザインの基盤を創ろう

1 自分は将来何をしたいのか？
〜これからの数十年を考えてみる〜

2 多様化する医師のキャリアと基盤能力
〜臨床医にとって本当に必要なことは何なのか？ 専門医？ それとも学位？〜

3 医師の専門研修と専門医機構の仕組みについて
〜専門医取得も機械化、絶対に登録を忘れないように〜

4 どこの専門医プログラムに入るべきか
〜医局型か病院型か〜

5 学術活動の基礎を築く
〜症例報告作成、学会参加はすべての基盤〜

6 医学博士を取得すべきか？
〜医学博士と PhD の意義〜

7 生涯学習という言葉の真の意味を知る
〜技術も社会も進化する、それに追いつくことが大切〜

8 良き指導医になるために
〜初期臨床研修医も医学生を指導する〜

9 産休、育休を意識したキャリアプランを考える
〜女性も男性も育児休暇を取得する時代の中で〜

1 自分は将来何をしたいのか？
～これからの数十年を考えてみる～

恒川 幸司

👆 本項のポイント

- とにかく生き延びましょう
- 思い詰めたり、近視眼的になったりしないようにしましょう
- 将来を考えるフレームワークに、「Will・Can・Must」があります

■ ハムレットの独白

　"To be or not to be, that is the question" とは、有名なシェイクスピアの悲劇「ハムレット」での主人公の独白です。日本語訳には様々なバージョンがあるようですが、「生きるべきか、死ぬべきか、それが問題だ」が最も日本人に親しまれている訳と思われます。人生の行く末来し方に思い悩むと、どうしてもこのような近視眼的な、ある意味若者らしい考え方に取りつかれたりするものです。だからこそ、シェイクスピアの悲劇は普遍的な課題であり、傑作と評価されるわけですね。

　ともあれ、"Not to be" で「死ぬ」ことは「悲劇」です。死んではなりません。つまり、To be だろうと、Not to be だろうと、生き延びてください。自分が将来何をしたいのか・・・分かる人は素晴らしいです。でも、分からなくても大丈夫です。大事なことですので、もう一度言います。生き延びましょう。

生涯にわたるキャリアデザインの基盤を創ろう **第3章**

将来を考えるフレームワーク

　このような総論的な話をするのも衒学的で役に立たない
かもしれませんので、しっかり将来を考えている方には、
「Will・Can・Must」のフレームワークをお勧めいたします。
具体的には、【Will：やりたいこと】、【Can：今できること】、
【Must：やらなければならないこと】を書き出して、分類
することで、頭がクリアな状態で将来を考えられる、とい
うものです。また、このフレームワークはある一定期間経っ
た時に、新しく書き直し続けてゆくことで、継続的なキャ
リア形成が可能になると考えられています。もちろん、こ
のフレームワークの活用の際には、指導医との対話があれ
ばより有用となることは言うまでもありません。

過去の研修医からのメッセージ

　拙著者は、大学を卒業し、医師免許を取った後、2
年ほどフーテンをして過ごしておりました。ハムレッ
トの日本語訳を読んだのはその頃でした。その頃の
拙著者はまさに "To be or not to be, that is the
question" だと思い詰めておりました。ですが、拙著
者は、現実として生きながらえており、それなりのお
給料まで頂きながら過ごしております。

　将来どうなるかなんて、正直、今でも良く分かりま
せん。けれども、「自分は将来何がしたいのか」は 30
歳くらいでようやく分かってきました。20代では、色々
やらかさせていただきました。大学 3 年生の時に登校
拒否をし、出席日数も足りず（当該科目の担当教員で、
レポートの提出で許していただいた S 先生、このご恩
は忘れません）、とある最難関科目の本試験、さらに再
試験にも落ち（再試験で出題形式の傾向を予告なしに
大変更していただいた N 先生、この恩は一生忘れませ

75

ん)、危うく留年しそうになりました。6年生の時には、異性と喜びや悲しみを分かち合えないと臨床研修医になれないと思い詰め、無理して告白して振られました。

その結果、もう駄目だ、医者にはなれないと思いつめ、初期臨床研修制度開始初年度のマッチングに登録せずに過ごし、学務から呼び出されました（研修医時代のやらかしは次項にて語ります）。それでも30代には、コンピテンシーの低い自分と折り合いながらもやりたいことを見つけられ、おかげさまで医学教育という仕事を十数年ほど続けることができました。そうしたら、やりたい仕事を分かる時が早かろうと遅かろうと、「自分は将来何がしたいのか」は問い続けていくべきだと気づきました。その際に有用なフレームを使うことは悪くないことだと思いますよ。

◆ 文献

1）シェイクスピア著, 福田恆存訳：ハムレット. 新潮文庫, 1967

2 多様化する医師のキャリアと基盤能力
～臨床医にとって本当に必要なことは何なのか？　専門医？ それとも学位？～

恒川 幸司

本項のポイント

- 近年、キャリアは多様化しています
- 「医師として求められる資質・能力」は、医師の基盤能力として規定されます
- 学位が専門医よりも有用なケースもありえます

今後ますます増える「二刀流」

　医師のキャリアは、近年多様化しており、様々な選択肢を持てるようになりました。働き方改革により、長時間労働が是正され、QOL の高いキャリアを求めるだけでなく、空いた時間を利用して、さらなるキャリアを目指しやすくなりました。以前より、弁護士や MBA は医師と親和性の高い「二刀流」でしたが、最近ではそういった知識メインの資格との二刀流だけはありません。例えば、柔道家、野球選手、ラグビー選手、陸上選手のような体育系でも、ピアニスト、バイオリニスト、棋士、雀士、e スポーツのような文化系でも、医師と技能メインのプロとを兼ねる、「新しい二刀流」が次々と出現しています。

　さて、どのような「二刀流」であろうと、医師は社会的要求から、基盤となる能力が必要であることは言うまでもありません。医学教育モデルコアカリキュラムに記載されている、「医師として求められる資質・能力[1]」は、医学生のためのものだけではなく、卒後の医師にとっても引き続き要求されるものです。よって、どのようなキャリアを歩

んだ者であっても、「医師として求められる資質・能力」は、共通の基盤能力として規定されています。

学位は専門医よりも有用である、という思考実験

さて、最近では、専門医取得の方が学位取得よりも人気のようです。令和 2 年度の初期研修医修了者を対象としたアンケートでは、89.1% が専門研修を行う予定である一方で、学位を取得する希望がある者は 35.7% でした [2]。Ph.D. の学位も捨てたものではないと思っている拙著者は、学位が専門医よりも有用なケースを考え、以下のように挙げてみました。

1. **逃げ恥**：逃げるは恥だが役に立つ…置かれている状況がつらいのでしたら、生き延びるために逃げましょう。学位取得は格好のつく「逃げ」です。

2. **終生保持**：専門医の保持のためには、学会に行く、セミナーに参加するなどで、ランニングコストがかかります。学位はイニシアルコストはかかりますが、ランニングコストがゼロです。

3. **米粒ならぬコネ粒**：Ph.D. は昔から「足の裏の米粒」と表現されますが、研究をしていると、臨床だけでは出会えない方々と知己を得ます。それぞれは小さな粒ですが、後々のコネとして役立つ場合もあります。

4. **需給バランス**：もし世の中が専門医ばかりになって Ph.D. 保有者が少なくなったら、貴重な存在として重宝がられるかもしれません。

過去の研修医からのメッセージ

　拙著者は、専門医になりませんでした。「医師として求められる資質・能力」に欠けていると判じて、逃げたからです。フーテンの末に、3年遅れで始まった初期研修医時代、それはもう医学生時代よりもさらに低能な者でした。CV は大の苦手、A ラインも取れない、末梢すら取れない、NG チューブを入れれば咽頭でとぐろを巻く、それを見てイライラしている指導医に、ベッド移乗時に「おい」と言われてびくっとして持ち手を離し、患者様が転落しそうになったりしました。そのような者が、どうして資質・能力に足る者と自己評価できるのでしょうか。大学院時代は、ここでも低能さは存分に発揮されましたが、学位を何とか取らせていただきました。今の正業や兼業は、すべて Ph.D. を持っているから得られたものです。そう考えると、「逃げるは恥だが役に立つ」ので、学位も選択肢に入れてみてはいかがでしょうか。

◆ 文献

1) 医学教育モデル・コア・カリキュラム（令和4年度改訂版），
https://www.mext.go.jp/content/20240220_mxt_
igaku-000028108_01.pdf（閲覧日 2024 年 11 月 26 日）
2) 令和2年臨床研修修了者アンケート調査結果概要，
https://www.mhlw.go.jp/content/001000358.pdf
（閲覧日 2024 年 11 月 26 日）

3 医師の専門研修と専門医機構の仕組みについて ～専門医取得も機械化、絶対に登録を 忘れないように～

河野 誠司

👆 本項のポイント

- 専門医制度は、患者が受ける医療の質を担保するもので、医師が自分の専門医資格を社会に向け公開できます
- 専門医になるためには、希望する専門医機構認定の専門医プログラムに登録し、プログラム制かカリキュラム制のどちらかを選択します
- 専門医には基本領域とサブスペ領域があり、基本領域を取得してからサブスペ領域へと進みます

専門医プログラムの選択は、あなたがどのような医師を目指すのかを判断する重要なターニングポイントです

　日本専門医機構（JMSB）は、専門医の質を確保し、医療の質の向上を図ることを目指して、専門医の認定基準や研修プログラムの内容を策定しています。JMSB の専門医資格は、病院のホームページなどで広報することができ、これが専門医資格を取得するメリットの一つです。一方で、専門医資格がない場合、専門家としてのスキルに対する客観的な証拠がなく、医師仲間や一般の人々からの納得・評価が得にくいことがあります。

　JMSB の専門医研修制度は、19 の基本領域と 24 のサブスペシャルティ領域（2024 年 12 月現在、**表1**）から成り立っており、3 年間～ 5 年間の基本領域研修を修了して専門医資格を取得すれば、サブスペ領域に進むことができます。専門医取得を希望する人は、初期臨床研修中に、JMSB

の 19 基本領域の中から希望領域 1 つを選び、専門医プログラムに登録します。

　基本領域の研修はプログラム制で 3 年間が基本です。妊娠・出産・育児などのライフイベントや地域枠などの従事制限に柔軟に対応できるように、各専門医プログラムには、別にカリキュラム制（単位制）も用意されています。また、基本領域には 1 人の医師が複数の基本領域を取得できる特例（ダブルボード制度）があります。ダブルボードの利点は、幅広い知識と技術が得られること、キャリアの選択肢が広がること、患者さんへの総合的なケア能力が向上することなどです。例えば、総合診療専門医は内科専門医や救急専門医など多くの基本領域と、救急専門医は外科専門医や麻

表 1　基本領域とサブスペシャルティ領域（日本専門医機構資料より）

基本領域（19 領域）	サブスペシャルティ領域（24 領域）※令和 4 年 4 月 1 日現在の認定領域	
	研修方式 [注1]	領域
内科	連動研修を行い得る領域（連動研修方式または通常研修方式）	消化器内科
小児科		循環器内科
皮膚科		呼吸器内科
精神科		血液
外科		内分泌代謝・糖尿病内科
整形外科		脳神経内科
産婦人科		腎臓
眼科		膠原病・リウマチ内科
耳鼻咽喉科		消化器外科
泌尿器科		呼吸器外科
脳神経外科		心臓血管外科
放射線科		小児外科
麻酔科		乳腺外科
病理		放射線診断
臨床検査		放射線治療
救急科	連動研修を行わない領域（通常研修方式）	アレルギー
形成外科		感染症
リハビリテーション科		老年科
総合診療		腫瘍内科
		内分泌外科
	少なくとも 1 つのサブスペ領域を修得した後に研修を行い得る領域（補完研修方式）	肝臓内科
		消化器内視鏡
		内分泌代謝内科
		糖尿病内科

注 1：サブスペシャルティ領域専門研修細則における研修方式の類型

酔専門医と、整形外科専門医はリハビリテーション専門医
とダブルボードを取得できます。

基本領域専門研修の具体的な流れについて知りましょう

　初期研修の1年後半から2年目前半にかけて、希望する
専門領域の研修プログラムの情報を収集します。これは、
専門研修プログラム基幹病院を直接訪問したり、民間企業
主催の合同説明会に参加したりすることで行います。初期
研修先選びと同じですね。研修2年目の秋頃から基本領域
の専門医プログラムへの募集手続きが始まるため、まず①
JMSB（JMSB Online System+）に専攻医登録します。次に、
②希望の専門医プログラムに直接コンタクトを取り応募（1
次募集）します。③面接などを経て合格すれば、④プログ
ラム責任者からの通知が届き、専門医機構に正式にプログ
ラム登録者としてエントリーされます。初期臨床研修と違っ
てマッチング制度はないので、全て個別交渉となります。希
望先プログラムに不合格になった場合には、別のプログラ
ムと交渉（2次募集）することになります。
　専門医数が多い都道府県の専門医プログラム登録数には、
人数制限（キャップ制）があるため、注意が必要です。そ
うした情報は研修プログラム担当者によく聞くようにしま
しょう。後期研修期間中は進捗状況や能力が定期的に評価さ
れ、最終的には専門医試験に合格することで専門医資格を
取得できます。さらに専門性を追求したい場合は、サブス
ペ領域の研修に進みます。サブスペ領域の研修期間が長く
なりすぎないように、いくつかのサブスペ領域では基本領
域の研修期間中にサブスペ領域の要件の一部を認定し、期
間を短縮できる連動研修方式が採用されています。詳しく
は JMSB Online System+ を参照してください。また、特
定のサブスペ領域は、特定の基本領域と紐付いていること
もあるので、基本領域を選ぶときから念頭に置く必要があ

ります。例えば、内科専門医や小児科専門医は循環器専門医を選択できますが、産婦人科領域からは循環器専門医を選択できないなどの制限があります。

専門医資格は医師免許と違い、一生保証されるものではなく定期的な更新（5年ごと）が必要です。更新手続きには継続的な教育や研修の実績、臨床実績の報告が求められます。これは基本領域・サブスペ領域共通の要件です。

過去の研修医からのメッセージ

私は初期研修を行った病院で内科専攻医まで修了しました。現在はどの科でもサブスペシャルティも含めてシームレスに研修できるようなプログラムが整っています。様々な科をローテーションするプログラムや、サブスペシャルティに特化したプログラムなど多彩です。

自分自身がどういうタイプなのか、初期研修を始めてから早いうちに考えることが重要です。人気のあるプログラムは選抜があったりしますし、実際に見学に行ってみないとわからないことも多いです。迷ったら早めに指導医に相談したり、実際に専門研修を検討している病院を見学したりすることをお勧めします。

4 どこの専門医プログラムに入るべきか
〜医局型か病院型か〜

河野 誠司

本項のポイント

- 専門医プログラム選びは、あなたのキャリアプランを考える機会です
- 人脈形成が、あなたの医師としてのキャリアを支えます

あなたのキャリアプランはどのようなものでしょうか、考えてみましょう

　医師という職業は、単一の病院に一生勤務し続ける人は少数であり、キャリアアップのため病院を変わったり、地域支援のため赴任したり、広く医療に貢献できる職種に進んだり、様々です。重要なのは、自分がどのような医者になりたいかを踏まえて、専門研修プログラムやその後の活躍の場を選ぶことです。

　後期研修（専門医プログラム）の選択では、プログラム内容を比較してどの専門医プログラム（病院）を選ぶかという判断のほか、大学医局に入局しての研修を選ぶ（医局型）か、入局せず後期研修先を選ぶか（病院型）という観点からの判断もすることになるでしょう。医局型、病院型どちらの選択肢にも良いところと留意すべきことがあります（**表1**）。一般論として言えば、あなたが研究志向や大学院進学希望を持っていたり、将来的に大学でバリバリと最先端医療に携わりたいという希望を持っている場合は、医局型が適しています。一方で、実践的な臨床経験を重視し、一通りのことができる専門医になって、地域医療に貢献したいという場合には、病院型が適しています。

84

医局型では、大学病院や関連病院で研修を行います。良いところは、大学での臨床研究に参加できたり、専門医研修をしながら大学院への進学も可能な場合が多くあります。大学病院では、同一診療科の中でも診療内容が高度に分化しており、市中病院にない高度な専門診療の訓練が受けられます。留意すべき点としては、専門医プログラムの中での研修先の選択肢が関連施設の中からの選択に限られることがあります。

一方、病院型の特徴は、その領域のコモンディジーズについて実践的な臨床経験を豊富に積む機会があり、専門的スキルを磨くことができることです。自分のキャリアプランやライフプランを優先して研修先を選ぶことができるという特徴があります。市中病院では、ワークライフバランスを重視した勤務体系が魅力の病院も見られます。留意すべきこととしては、大学に比べて研究活動や学位取得の機会が限られ、専門化した高度な治療や最新設備を使った医療・最先端の技術の習得の機会が限られます。その診療科の中でのより特化した専門性・技術を身に付けたいときには、後期研修中の選択プログラムを活用した他病院での研修や、後期研修後の病院選択（ステップアップできる病院）も視野に入れておきたいところです。

表1 医局型か病院型か

	医局型（大学病院が基幹病院）	病院型（市中病院が基幹病院）
良いところ	・大学院進学や臨床研究活動に興味のある人に向いている ・最先端医療に携わる機会が多い ・医局が人脈形成の基盤になり、相談相手が多い	・豊富にコモンディジーズの修練がつめる ・全国どこでも幅広い選択肢がある ・自分のライフ＆キャリアプランに沿って病院選びができる
留意すべきこと	・研修先は、主に大学病院と関連病院に限られるので、医局と相談の上で研修先が決まる	・自分なりの中長期的なキャリアプランをもつこと ・人脈形成には積極性が必要

医師の人生は、人脈形成が大切です

　医師の人生には、人脈（ネットワーク）の形成やメンターの存在が大きく影響するのは誰しも指摘することです。医局型は、医局のコミュニティに人脈の基盤を置くことから専門医人生がスタートします。そのため、医局で先輩後輩の幅広い人脈を築くことができ、困ったときの互助会的な役割もあります。また、医局のプログラム担当者があなたの専門医研修の達成度やその後の将来に目配せし、一定程度コミットしてくれることが期待されます。一方、病院型は、自分のキャリアプランやライフプランに合わせて、中長期的な組織への帰属を留保しておいて、修練の場を選択できるメリットがあります。病院型では、勤務先の病院での先輩・上司との関わりから人脈形成をスタートすることになります。以降の医師人生で、人脈を広げたり、メンターを見つけたりして、キャリアをステップアップしていくには、病院外の医師との交流（学会、研究会、医師同士の交流サイトなど）に目を向けることも大切で、積極的に交流していくことがあなたの将来の選択肢を増やしてくれるでしょう。

　研修プログラムの選択肢から言うと、内科や外科領域では、中～大規模病院であれば基幹病院となって内科や外科の専門プログラムを有している場合がよくありますが、それ以外の領域では、大学病院か少数の大規模病院に専門医プログラムをもつ施設が限られ、県によってはある領域の専門医プログラムは大学病院（医局型）だけということも多くあります。対照的に、総合診療専門医プログラムに関しては、地域医療や家庭医療に重点を置く場合が多いため、病院型プログラムも選択肢が多くあります。

過去の研修医からのメッセージ

　私は、初期研修も専門研修も一般の市中病院で内科を学ぶことを選びました。各科の垣根がなく、病歴や身体診察を重視する姿勢がどの内科にもありました。様々な内科を幅広く経験し、各分野の役割や他科との関わり方を理解することができました。

　現在は大学医局に所属していますが、大学病院プログラムは連携する病院も幅広くフレキシブルに病院を選び、専門性を高めることが可能だと思います。また、様々な病院で勤務することで地域ごとの病院の役割を理解することができます。

5 学術活動の基礎を築く
～症例報告作成、学会参加はすべての基盤～

遠藤 周

本項のポイント

- 研修医が症例報告を作成するメリットとは？
- 研修医が学会参加をするメリットとは？
- 指導医に症例報告や学会参加を指導してもらうコツは？

　学びを深め、医師としての基盤を築くためには、日々の診療だけでなく学術活動にも積極的に参加することが重要です。本項では、症例報告作成と学会参加のメリット、そしてこれらに挑戦する際に指導医から信頼を得るためのコツを解説します。

研修医が症例報告を作成することのメリット

　症例報告は日常診療で遭遇した興味深い case を整理し、医学界に共有するための重要な方法です。このプロセスを通じて、以下のような多くのメリットが得られます。まず大切な症例を深く振り返ることができます。忙しい診療の日々のなかでは、担当患者さん全員に対して深い振り返りをすることは不可能かもしれません。しかし、自分自身が学びになった症例を深く振り返ることは、疾患や治療法を整理することにつながり、医師として重要な素養と考えます。また執筆に備えてガイドラインや論文を読み込むことで、最新の知見と比較しながら診療を振り返ることができます。場合によっては自施設のやり方に反省点を見つけることもあるかと思います。さらにまた、論文の査読者に質の高い

88

指摘を受けることで、指導医も気づかなかったような視点を得ることができ、視野を広げる貴重な機会ともなります。具体的な執筆方法に関しては、良い文献や本がたくさん出版されています[1,2]。

研修医が学会参加をするメリット

学会に参加することは、医学の最前線に触れる貴重な機会です。発表をすると同じセッションでは近いテーマの発表が行われます。他施設の医師と交流する機会となり、新たなネットワーク構築につながることがあります。さらに、学会参加はモチベーション向上にもつながります。新しい知識を得ることで自身の成長を感じ、「また頑張ろう」という動機につながります。須郷らは、研修医の学会発表において「内発的動機づけ」が重要であることを報告しています[3]。

また、学会の開催地で学会プログラム時間外に観光やリフレッシュをすることをお勧めします。日々の忙しい診療から一時的に解放され、良い息抜きにもなります。これは医師ならではの感覚かもしれません。せっかく医師になったのですから、学会参加を最大限楽しんでみてはいかがでしょうか。

指導医に症例報告作成や学会参加を任せてもらうコツ

指導医から学術活動を任されるためには、信頼関係の構築が不可欠です。そのためには、まず積極的に興味を示し行動に移しましょう。例えば「先生、この症例の経過はとても勉強になりました。いつか学会発表になりますか？」といった質問を投げかけることで、指導医は研修医のやる気を知ることができます。指導側からすると、研修医が学術活動にどのくらい興味があるのか、任せた時に嫌々取り組むのか、充実感をもって取り組んでくれるのかは意外とわからない

ものです。指導医に対する「良い声掛け」は、研修医の考えを理解する機会となり、任せやすくなる要素となります。

　また、任されることになった際には、準備のスケジュールについて事前に相談しておきましょう。「先生、何日までに見せれば良いですか？」など具体的な日付を決めておくことをお勧めします。初心者の場合は特に余裕を持った日程を設定し、完璧に仕上げたものを遅く提出するのではなく、不十分でも早めに指導医に提出できる人が良い指導を受けることができると考えます。

過去の研修医からのメッセージ

　学会参加は思ったより楽しく、観光や息抜きもできるので、医師の醍醐味を満喫してください。常に「症例報告をしよう」と考えることが、医療面接・診察・検査・文献調査など日々の診療の質向上につながります。

◆ 文献

1）柳谷昌弘：【学会発表にトライ！研修医のうちに身につけたい、一生モノの知識とコツを伝授します！】＋α！発表を論文にしてみよう. レジデントノート 2019; 20(16): 2774-2779.
2）佐藤佳澄: 正攻法ではないけれど必ず書き上げられる. はじめてのケースレポート論文, 1版, 東京, 中外医学社, 2023
3）須郷広之, ほか: 研修医の学会発表に対する意識調査　内発的動機づけの重要性. 医学教育 2019; 49(3): 213-218.

6 医学博士を取得すべきか？
～医学博士と PhD の意義～

横平 政直

本項のポイント

- 医学博士を取得するメリットは必ず得られますが、努力と釣り合わないと感じる医師もいるかもしれません
- 「PhD」と「医学博士」とは同じ意味とされていますが、雰囲気は異なります
- 研究活動は医師としての自己肯定感の維持に重要です

医学博士を取得することの意義

医学博士の取得は、しばしば「足の裏の米粒」と揶揄されます。つまり、「トラナイと気になるが、トッテも役に立たない」と言われています。真はどうでしょうか。

医学博士取得のメリットは、

- 研究を完遂し、業績（論文や学会発表）として残す能力を獲得できる、特に、日常診療に研究の芽を見つけ、効率的に研究発表ができるようになる
- 時代の最先端である研究フィールドを持てる
- 就こうとする職位により、医学博士が要求される場合がある
- 大学や一部の施設などでは、少しだけ給与に反映される

一方、デメリットは、

- 取得のために、時間、資金、労力が必要

研修医にとって、これらはかなり大きな障壁と感じられるでしょう。しかし、長い人生で見た場合にはどうでしょうか。3大要素の「元を取る」ことのできる進路は予想以上に多いです。

今は医学博士に興味がないとしても、これから医師人生を歩む中で、自分の心の中に自然と医学博士取得の希望が出現してくるかもしれません。医学博士取得の対側にあるのは、臨床診療漬けの日々による臨床研鑽です。しかし、臨床漬けとはいえ、専門医取得のためには学会発表や臨床研究を行わなければなりません。また、高い臨床能力を持つ同僚の姿に臨床医としての自分自身の価値を見失いそうになる時もあるでしょう。これを救うのは、比較的容易に自身が唯一無二の存在に到達できる研究なのです。

研究も臨床と同じように研修が必要です。この研修を目的に大学院生になる人がほとんどですが、研究研修がなければ、研究の最初の段階である、臨床で感じた疑問点を研究デザイン（実験計画）に醸成することが困難です。実験後の結果をまとめて発表することは、ほど遠いと感じることでしょう。現実では、研究研修がなければ、臨床上の疑問点（研究の芽）すら想起できないことが多いです。

実際の研究の研修とはどのようなものでしょうか、

- 研究初心者は、研究における、計画立案、実験遂行、まとめ、論文作成などのステップを踏むのに膨大な時間がかかる
- 研究初心者には斬新なテーマの発想は難しいため、研究テーマを持たずに入学する大学院新入生は多い
- 上司から指示された数多くの研究を行い、論文や学会で発表することが良い研修につながる
- 数多くの研究経験を経て、新規研究テーマの着想や実現可能な研究デザインを徐々に作成できるようになる

最初の項目、「とにかく時間がかかる」は特に重要です。「臨床を行いながら研究も研修すれば良い」という上司がいるかも知れませんが、限られた時間で研鑽を積むことは非常に大きな努力が必要です。十分な時間を確保し、研究にじっくり取り組む期間を得ることは研究能力を獲得する近道です。

PhD とは？ 医学博士と同じ意味なのか？

　PhD（正式な略号表記は「Ph.D.」）をスペルアウトすると、Doctor of Philosophy となります。英語圏で授与されている「博士」相当の学位を指し、ほぼ世界標準で使用されています。日本では、「博士」授与の基準は大学によって異なるものの、査読付きの英語論文を 1 ～数編発行し、学位論文審査という名の面接試験を受けて合格することになります。日本で「医学博士」を取得すると、「PhD」も名乗ることができるのが通例です。

　海外の「PhD」事情ですが、

- 欧米の「PhD」取得の基準は大学によって異なるものの、通常、何度も審査が行われ、そのたびに脱落者が発生し、日本と比べてかなり取得難易度が高い
- 欧米人（一般人を含む）における「PhD」への認識やブランド力は、日本と比べて格段に高い。これは医学博士を保有する日本人医師が欧米に留学した際に驚くことの一つであり、重圧を感じることもある
- 不安を抱え、卑屈になりがちな海外留学中の日本人医師にとって、「PhD」は自己肯定感を感じられる武器となる

　このように、「医学博士」と「PhD」は同ランクの称号にもかかわらず、それらの持つ雰囲気は大きく異なります。日本での医師生活では「医学博士」称号の重みはほとんど感じられないことが不思議に思えるほどです。

　医学博士を取得すると、英語表記として、名前の後に「PhD」称号を付けることができます。医師（M.D.: Medical Doctor）で医学博士を保有している場合は、「英語氏名＋ M.D., Ph.D.」と表記され、この 2 つの称号持ちは、欧米では最強のブランド性があります。論文にもこの形式で記載されます。比較的容易な日本の医学博士取得システムにより、「医学博士」が取得できたら、「PhD」も得られると考えると、オトクではありませんか？

過去の研修医からのメッセージ

研修医の時、早く一人前の臨床医になりたい、そのためには大学院の期間は時間の無駄だと思っていた時期がありました。しかし、多数の症例をまとめて学会発表の準備を一瞬で完了させる上級医の姿に医学博士の凄みを感じました。さらに、臨床漬けの多忙な日々を過ごしているにもかかわらず、「自分がもし死んでも残せるものが何もない」と無力感を感じることが増えていました。大学院生としての医学博士への道のりは、これらをすべて解決してくれました。しかしながら、医師全員にとって医学博士が必須であるとは思いません。医学博士の価値を理解し、心の中に火が灯ったらその時が決断の好機です。火が灯るまで焦る必要はありません。

7 生涯学習という言葉の真の意味を知る
～技術も社会も進化する、それに追いつくことが大切～

横平 政直

本項のポイント

- 生涯学習とは、人生を豊かにするため、多様な学びを生涯にわたって続けることです
- 楽しく仕事を続ける秘訣は、自身が現代社会から求め続けられることであり、そのために生涯学習が重要です

生涯学習、リカレント教育、リスキリングの違い

社会人になってからの学ぶ姿勢について、様々な用語を見るようになってきました。生涯学習、リカレント教育、リスキリングはその代表例ですが、それらの用語の違いについて、以下に整理してみましょう。

- **生涯学習**：生涯にわたって人生を豊かにするために学習を続けること。生涯学習の学びはあらゆる学びが対象となり、仕事、趣味、生活、学校などに関する学びも含まれる
- **リカレント教育**：社会人が必要に応じて学校へ戻って再教育を受けること。循環・反復型の教育体制、「学びなおし」とも言われ、キャリアアップや再就職を目的とすることが多い
- **リスキリング**：新たなスキルを習得すること、または既存のスキルを更新・強化することを指す。自身の仕事上で新しい業務のために技術や知識などを学ぶものについていう。キャリアアップや転職を目的とすることが多い

社会人が学ぶ姿勢は非常に重視されていますが、それを意味する用語の意味は微妙に異なります。リスキリング、リカレント教育、生涯学習の順に学びが幅広くなります。医師においては「生涯学習」が用いられていることは重要な意味があります。「生涯学習」は令和4年度改訂版医学教育モデル・コア・カリキュラムでも「LL: 生涯にわたって共に学ぶ姿勢」としても掲載されています。また、日本医師会においても生涯教育カリキュラムとして設定されています。

医師に対してはなぜ生涯学習が必要なのか？

　ここでは、「なぜ生涯にわたって学ぶ必要があるのか」と「なぜリスキリングではなく生涯学習が必要なのか」について述べたいと思います。
　卒後、一定レベルに至るまでの数年間、必死に医師として研鑽を積んだとします。しかしその後、一切の学びを放棄・断絶・拒否したらどうなるでしょうか。

- 自身が身につけた医療レベルは現状維持〜老化とともに徐々に衰える、知識・技術は衰えるがそれまでの経験が補うので、トータルレベルでは現状維持〜徐々に低下
- 変化する時代にも、自分の医療スタイルを貫かざるを得ない（言い換えると、時代に取り残される）
- 勉強している患者さんの希望を十分に考慮することができない

　以上のように、医療レベルが現状維持であっても、時代とともに進化する医療に取り残され、相対的にはレベルダウンしていくことになります。「生きる糧を得るために働く」が目標であれば、それで良いという価値観もあるかもしれませんが、「社会で認められることが充実感につながり、それが仕事の楽しさだ」という働く喜びの観点からは離れてしまいます。楽しく働き続けるためには、少なくとも自身

が常に時代に求められることが必要であり、このために継続的な学びが重要なのです。

　では、なぜ医師にはリカレント教育やリスキリングではなく「生涯学習」が必要なのでしょうか。

- 仕事上必要に迫られて学習（リスキリング）しなければならない状況はもちろん多い
- 自分の専門分野のみ、さらには医学のみの学習では医師の広い仕事への対応には限界がある
- リベラルアーツや趣味、生活等、医療には無関係に思える幅広い学びは医師の仕事と無縁ではない ─ 高レベルの専門性能力を築くにはその裾野と言える幅広い学びが必要

　このように、生涯学習という用語には深い意味が込められています。医師としての成長には人間的成長が必要なことも大きいからです。

　また、専門性を追求する場合も、専門分野の研鑽のみでは専門性のヤマの高さは限界を迎えます。専門性の高いヤマの周辺の裾野こそが、この限界のブレイクスルーになりえるのです。近年、このような理由からも卒前医学教育のみならず、他学部を含む大学教育全体に幅広い学びが重視されています。

　幅広い学びを生涯継続することで、患者さんへの共感力を中心とした臨床能力および専門分野での問題解決能力を向上させることができ、より大きな社会問題に対応できるようになります。仕事が大きくなると、責任も大きくなりますが、格段に仕事が楽しくなります。

　ではどのように生涯学習を行えばよいのでしょうか。これにはいろいろなスタイルがあると思いますが、下記は私からのメッセージです。

過去の研修医からのメッセージ

　大学時代に、「医師には生涯学習が必要だ」と教官から指導がありました。当時は、「医師になっても、帰宅後の夜などに日課として時間を作り、机に向かって勉強しなければならないのか」と感じていました。しかし、そんなことはありません。必要と感じたときに深く学習する姿勢が求められています。多数の論文、ガイドライン、専門書を読むなどや、学会、講演会、芸術鑑賞、地域ボランティアに出かけるのも生涯学習です。「必要と感じる」場面や学習分野は年齢とともに拡大する傾向があります。それは学びや経験の蓄積によって、若い研修医時代よりも視野が広がることが大きいかもしれません。生涯学習は決して辛いものではなく、むしろ楽しむべきものです。興味や疑問に対して思い込みや自己解釈で安易に解決するのではなく、じっくり学んで解決する姿勢を自分のスタイルとして確立することが大切です。研修医時代には日々の業務の疑問を解決するための勉強で手一杯かもしれませんが、少しずつ、「裾野」への関心を広げてみませんか。

◆ 文献

1) 日本医師会生涯教育制度 https://www.med.or.jp/cme/about/gaiyou.html（閲覧日 2024 年 9 月 17 日）

8 良き指導医になるために
~初期臨床研修医も医学生を指導する~

菊川 誠

本項のポイント

● 教えることで、みなさん自身もたくさん学べます
● 学年が近いからこそ、できる指導があります
● 医師を育てる過程全体で、教育の力を伸ばすことが求められています

教えることで学ぶ

　「教えることで二度学ぶ」という言葉は、医学教育の現場でとても重要な意味を持っています。初期臨床研修医が医学生を指導するとき、単に知識を伝えるだけじゃなくて、自分の知識を整理したり、新しい気づきを得たりすることができます。

　たとえば、教えるときには医学の基礎知識を自分の言葉で説明する必要があります。その中で、自分が理解できていない部分に気づくこともあるんです。そうすると、自分の知識を再確認して、さらに深く学び直すきっかけになります。また、その知識が臨床現場でどう応用されているのかを考えて説明する機会にもなります。この繰り返しの思考プロセスが、臨床医としての判断力を鍛えるのにとても役立ちます。

研修医だからこそできる指導がある

　指導医の先生みたいに学年が離れた人ではなく、学年の近い研修医だからこそ、医学生の悩みや疑問に寄り添って、ピンポイントで役立つ指導ができます。たった1、2年前に自分も同じように困った経験が、指導するときに活きるんです。

　たとえば、医学生が「次に何を聞けばいいかわからない」と患者さんとの面接で悩むことがあります。この場面で、研修医は「まず患者さんに『今日はどんなことで困っていますか？』と聞いてみて。そのあと、『いつから症状が出ているの？』『どんなときに症状が悪化するの？』といった質問を追加してみよう」とアドバイスできます。これなら、医学生も質問の流れをイメージしやすくなりますよね。

　よくある誤解として、指導する側は医学知識を完璧に知っておかないといけない、と思われがちですが、そんな必要はありません。今の時代、医学の知識をすべて把握している指導医なんていないんです。それよりも、「自分もわからないから一緒に調べてみよう」とか、「誰々先生に聞いてみよう」というふうに、医学生と一緒に解決に向かう姿勢が大事です。これが「わからないことをわからないと言ってもいいんだ」という強いメッセージになりますし、調べ方や相談の仕方を学ぶ貴重な機会にもなります。

　さらに、研修医自身の経験を共有することで、学生の緊張を和らげることもできます。たとえば、「僕も最初は何を聞いていいかわからなくて、患者さんが話したことを何度も確認することから始めたよ」といった話をすると、学生も安心しますよね。少し上の学年の先輩が何でも聞ける存在になることで、心理的な安心感のあるかけがえのない"指導医"になれるんです。そして医学生の成長を見られることは、きっと何よりうれしい体験になりますよ。

初期臨床研修や専門研修で教育能力を育む

初期臨床研修の目標には「後輩を教育する」という項目があります。これは、医師として診療だけでなく、次世代を育てる役割を果たしてほしいという願いが込められています。

実は、この教育の力は初期臨床研修だけではなく、その後の専門研修や医学生の段階からも求められています。医療を継続的に発展させるには、医師を育てる過程全体で教育能力を伸ばしていくことが欠かせません。

過去の研修医からのメッセージ

いい医師や医療者が増えれば、自分ひとりではできない幅広い医療がもっと続けられるし、さらに発展していくと思いませんか？ その医師や医療者を育てる役割を、研修医の皆さんにも期待しています。

教育を通じて、自分も成長できるし、後輩も育つ。そして医療も良くなる。まさに医学教育は一石三鳥なんです。ぜひ、気負わずに教育を楽しんでみてくださいね！

◆ 文献

1) 菊川誠：若手指導医の育成に向けた取り組み. 日本医学教育学会誌 2020; 15(2): 123-130.
2) 厚生労働省：「医師臨床研修指導ガイドライン 2023 年版」
https://www.mhlw.go.jp/content/10803000/001173603.pdf
（閲覧日 2024 年 11 月 28 日）
3) 橋本忠幸ほか：Residents-as-Teachers について. 医学教育 2021; 52(6): 525-531.
4) 橋本忠幸ほか：専門研修プログラム整備基準に記述された専攻医の指導的役割に関する横断研究. 医学教育 2022; 53(1): 71-75.
5) 文部科学省：「医学教育モデル・コア・カリキュラム（令和 4 年度改訂版）」
https://www.mext.go.jp/content/20240220_mxt_igaku-000028108_01.pdf （閲覧日 2024 年 11 月 28 日）

9 産休、育休を意識したキャリアプランを考える
～女性も男性も育児休暇を取得する時代の中で～

片岡 仁美

本項のポイント

- ライフイベントと研修期間が重なることは、性別を問わず想定する必要があります
- ライフイベントのタイミングはそれぞれですが、今この機会を活かしましょう
- 指導医や周囲とのコミュニケーションをしっかりとることが肝要です

ライフイベントと研修

　研修医としてしっかりと学び、成長したいという医師としての責任感や向学心で満ちた時期であるとともに、20代から30代はライフイベントを経験しがちな大切な時期でもあります。このため、迷いや不安を抱える方もあるでしょう。現在、男性の育児休業取得も国として推奨されており、出産・育児に伴う休業や研修との両立は男女共通した課題となっています。

ライフイベントにベストタイミングはあるのか？

　この問いは、時代を超えて共通しているのではないでしょうか。はるか昔の私が学生の頃、大学病院の病棟には女性医師はほとんど見かけず、「仕事と結婚や出産は両立できるのだろうか」と同級生としばしば話をしていたものです。しかし、それから随分時間が経ち、時代はこんなに変わっ

たのに今の医学生も「仕事とライフイベントは両立するのだろうか。いつ出産するのがベストなのか」と、当時の我々と同じ疑問や不安を抱いていることに驚いたことがあります。やはり「結婚・出産のタイミング」は時代を超えた問いなのかもしれません。ちなみに、筆者が米国の医学部の学生と話をした時も全く同じことを彼らが話していたので、これは国境を超えた共通課題でもあるのでしょう。

その問いへの参考となるデータを紹介します[1]。岡山大学卒業生および入局者(女性)約1400人を対象としたアンケート調査において、結婚、出産の時期について自己評価する問いを設けました。結婚時期については、そのタイミングを問わず「良かったと思う」という回答がほとんどでした。一方で、出産時期については、20代で出産した方の約30%が「早すぎた」と回答しています。30代前半で出産した方は「早すぎた」「遅すぎた」というひとれの回答も見られます。30代後半以降では「遅すぎた」という回答が増えます。要するに、結婚については誰もが「このタイミングで良かった」と認識していることに対し、出産時期についてはどのタイミングであっても「もっとこうであれば良かった」という回答が少なくないということです。出産時期はいつであろうとも何らかの困難を伴う、ということだと私は解釈しています。私自身晩産であり、初期のキャリア形成には全く影響しない時期の出産でした。しかし、ベテランになってからの出産・育児であっても、急な休みや早退で職場に迷惑をお掛けするたびに肩身の狭い思いをしました。また、3か月間の産前産後休暇中は「本当にまた戻れるだろうか」と自宅の窓から見える病院を遠く感じたものです。まして、若手医師や研修医の時期に出産・育児とキャリア構築を両立することには、大変なストレスがかかることは想像に難くありません。

いかに工夫するか、コミュニケーションの重要性

　しかし、それでは出産・育児は研修が落ち着いてからがベストなのでしょうか。子どもは授かりものという考え方がある通り、妊娠・出産は自分の思い通りにいかないことも多いものです。時機を調整することも一つの考え方ですが、上述の如くどの時期であっても「ベストの時期ではなかった」と感じる意見が一定数あります。それならば、「授かった時期がベストの時期」と考えて前向きに環境調整を考えることも一法でしょう。社会全体として仕事をしながら育児を行う環境は飛躍的に整ってきています[2]。男性外科医が育休を取得し、工夫によってチームへの過度な負担とならなかったという勇気づけられる報告もあります[3]。「どうすればうまくいくか」を、知恵を絞りながら、研修と育児といういずれも重要な仕事を工夫していくことは、医師としての成長にも繋がるでしょう。その際鍵となるのは、コミュニケーションです。指導医に遠慮してプライベートの相談ができないとの声をよく聞きますが、指導医からはさらに聞きにくい場合もあるのです。「こんなことで」と遠慮せず、まずは相談してみよう。

過去の研修医からのメッセージ
岡山大学病院 低侵襲治療センター
金谷 信彦（2010 年、岡山大学病院初期研修医）

　卒後研修は、医師として成長する重要な時期ですが、結婚、出産、育児などのライフイベントが重なる時期でもあります。私自身、研修医時代は仕事中心で、周囲も同様でした。しかし、結婚後に米国研究留学を経験し、妻の出産や育児を夫婦協力で行う中で、ライフワークバランスの重要性を初めて実感しました。もちろん臨床現場は多忙で、必ずしもベストタイミングでライフイベントが起こるとは限りませんが、日頃より夫婦でお互いのキャリアや家族計画を話し合い、同僚とも良好なコミュニケーションを心掛けることで、環境に応じた対応や効率的な修練が可能だと思います。どんなタイミングでも前向きに取り組めるよう応援しています。

◆ 文献

1) 片岡仁美, ほか：女性医師のライフイベントを考慮したキャリア支援：岡山大学アンケート調査. 医学教育 2016; 47(2): 111-123.
2) 渡邉真由, ほか：岡山大学復職支援制度利用者と勤務する医師の制度および制度利用者への認識に関する縦断調査：2011 年度と 2018 年度の比較. 日本プライマリ・ケア連合学会誌 2022; 45(3): 82-89.
3) Nobuhiko Kanaya, et al.: Optimization of workflow processes for sustainable paternal involvement: case study of an academic "daddy surgeon" in Japan. Surg Today, 2024. doi: 10.1007/s00595-024-02959-y. Online ahead of print.

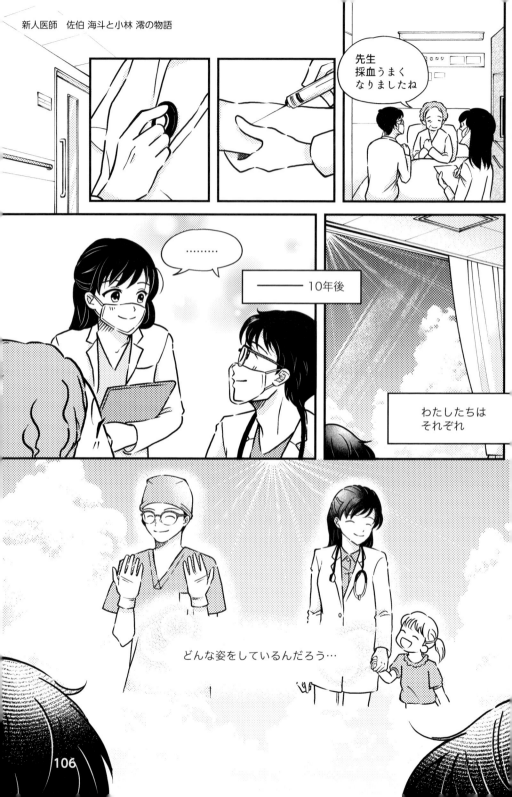

第4章

持続可能な医師生活のために

1 今から60年働けますか？
〜先輩たちの工夫を見てみよう〜

2 キャリアデザインを意識しよう
〜どうすれば医療界や地域に最も貢献できるか〜

3 20歳前後とは異なる健康意識
〜無理がきかないことに気づき管理する〜

4 日々最高のパフォーマンスを提供できるか
〜診療に全力を尽くすために〜

5 自己成長を支える医学教育理論
〜これからは自分で学んでいく〜

6 マインドフルネスを維持するために
〜「今日は気分が乗らない」ときにどうするか!?〜

7 身体の休息 - 当直明けは自分で気をつける -
〜人間は24時間働けない〜

8 デジタル時代のワークライフバランス

9 心理的安全性は自分で創る

10 日々患者さんに笑顔を提供するために
〜自らの心身の健康を心掛ける〜

1 今から60年働けますか？
～先輩たちの工夫を見てみよう～
開業して半世紀を振り返る

瀧谷 泰博　　瀧谷 公隆

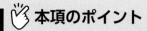 **本項のポイント**
- 診療だけでなく学術活動も面白い
- いつまでも「やりがい」と「学び」を大切に

勤務医から開業医へ、そして、医師会活動へ

　私は昭和の一桁生まれであるから、医学部を卒業して65年、令和6年の誕生日で90歳を迎える。大学を卒業して長野県の病院で1年間のインターンを経験し、国試合格後に大学病院の消化器内科に入局した。大学院で論文を書き上げ、赴任した姫路赤十字病院で7年経過した。このまま勤務医を続けると、大学の呪縛から逃れられない。当時からのめり込んでいたゴルフをするには金がかかる。昭和46年、勤務医から開業へ転換した方針に大した理由はなかった。

　当時の開業医は、外来診療と近郊の在宅住民の慢性疾患の管理と終末医療ならびに緊急往診が仕事である。私の開業地は周りに農村を控えた郊外の住宅地である。患者層は開業当初から、幼児から壮年、老人までが診療の対象となった。

　開業して何年か過ぎると、医師会役員に推薦された。最初の仕事は医師会と病院、開業医と主治医の連携作りである。我々が発案した患者紹介や高額医療機器の共同利用は厚生省の「地域医療推進事業」に採用され、全国に普及した。そこで、紹介状は「医療情報提供料」、病院訪問は「協同指導料」として保険請求に算定された。地方医師会の取り組みが病院と開業医の結びつきを実現させた新しい医療シス

テム・病診連携ならびに保険点数の誕生である。

　市から県医師会の役員に就任すると、直接的住民参加の一環として、県行政の施策に参画する機会が与えられ、保険診療報酬審査会委員や社会保険医療協議会委員を担当した。昭和60年から国は、官公立病院の赤字経営を改善するため、施設の統廃合や経営移管を進めた。平成3年のバブル崩壊による景気の低迷による病院の赤字経営、特に、兵庫県は平成7年の阪神淡路大地震による復興支援を背景に多くの病院が統廃合の対象となった。私が参加した「県立病院の在り方検討懇談会」の基本方針は、どの病院を残すか既に決まっていた。しかし、私は公立病院と私立病院の診療機能の取り組みに差を感じていたので、二次医療圏単位に県立病院の必要性を最後まで主張し、各医療圏の医師会長との懇談会の開催や地元県会議員への働きかけを呼びかけた。その結果、最終案は各臓器疾患を対象とした高機能病院を地域の中核病院として存続することを決定した。

診療だけでなく学術活動も面白い

　ゴルフ旅行の帰りの機中で、偶然大学時代の友人に出くわした。当時、大学教授であった彼は「お前らは、ゴルフばかりして」と言って、開業医が参加するプライマリーケア学会や開業医の世界家庭学会（WONCA）を紹介してくれた。これを契機に、私はアジアパシフィック大会や世界大会へ11回出席し、そのうち9回は発表することになる。特にアメリカのフロリダ大会で、ユニバーサル・スタジオを借り切りのパーティが催されたのは、家内と体験した良い思い出である。

　医業経営に際して、家族の支援を欠かすことができない。平成元年から法人に変更したので、帳簿付けは家内の担当となった。当時、私は県医師会の役員になり、神戸へ出務する機会が増えてきた。そのため、午前の診察が終了すると、

即座に家内の運転する車で医院から駅まで走る。私は車中で手弁当を食べながら、家内は駅までの30分の会話を楽しみにしていたようだ。家内の送迎は、私が県の委員会に所属し役員を辞職するまでの31年間続いた。私が市と県の役員を兼務した多忙な時代の一日は、午前中の外来、午後から神戸の県医師会、トンボ帰りで午後から外来、夜は市の理事会へと出務は続いた。

いつまでも「やりがい」と「学び」を大切に

72歳にしてようやく医師会活動から解放され、暇な時間を奈良大学文学部通信教育課程に入学した。私の趣味の一つに写真がある。開業記念や私の米寿の想い出として、写真集「スナップでチョン」を2回に分けて発行した。今日も医療経営は従来通りにやっている。昨年の夏、炎天下の海外旅行とアルコールで不整脈が持病となった。暑い夏を過ぎたので、週2回のテニスと月2回のゴルフは、ボツボツ復活の時が来た。今夜は、県医師会で発表する症例報告のスライド原稿と本文を併せて作成している（令和6年10月）。

2 キャリアデザインを意識しよう
～どうすれば医療界や地域に最も貢献できるか～

駒澤 伸泰

✋ 本項のポイント

- 医師人生の短期・長期的キャリアデザインを行うことは意義があります
- 自分を知り、「何をすれば最も医療界に貢献でき」「自分が何を得られるか」を考えましょう
- キャリアデザインを常に行うことで「予測が難しい未来の変化に対応できる」ようになります

キャリアデザインを行うことの意義

　医学部の就職活動として初期臨床研修病院の選定がありますが、究極的には全員内定するため、他学部の就職活動ほどの熾烈さはないかもしれません。

　日本の大学で最も売れている書籍の一つとして我求館の「絶対内定」シリーズというものがあります。これは他学部の学生が就職活動を行う際の心構えが書いてあります。

　我求館の藤本健司館長は、就職活動の心構えとして、

- 自分を知る Being
- 何を人生で得たいか Having
- 何が社会にできるか Giving

を徹底的に考えるというプロセスを強調しており、それを「我求」と名付けています。

　我々、「医師にとっても、何をすれば最も医療界・地域社会に貢献できるか？」を考え続けることも大切かもしれません。例として、外科医になりたいと考えていた医学生が、

111

初期臨床研修の間に心臓外科か消化器外科のどちらを後期
専門研修として選択するかを悩んでいたとします。しかし、
上記の Being、Having、Giving という 3 つを考え抜くと答
えは出るのではないでしょうか？

継続的にキャリアデザインを行うことで変化にも対応できます

　卒前の医学部学生にとって、高度複雑化する地域社会の
中での医療における自らのキャリアデザインを行う機会は
十分ではないのが現実でしょう。
　「専門医をどのように取得するか」「医学博士を取得する
べきかどうか」だけでなく、「10 年後、20 年後、30 年後
における自分の医療人としての姿」「ワークライフバランス」
について継続的省察を行うことが大切です。予測通りにな
らないことも多いかもしれませんが、常に長期的視野を持っ
ていれば、最善の選択につながるでしょう。そして、キャ
リアデザインを行うことで「未来の医療界や地域に最も貢
献できる自分」を創ってくれると思います。

過去の研修医からのメッセージ

　自分は 5 年後どうなりたいか？ 20 年後に何を成し遂
げたいか？ を常にイメージして考えていれば、医師に
なった意味がクリアになってくると思います。近未来の
地域社会および地域医療の変化は予測外なことも多いか
もしれません。しかし、これらのキャリアデザインを未
来の医療界を担う医学生たちが継続的に行うことで、「予
測外の変化」に対応できるでしょう。

◆ 文献

1）絶対内定 2024, 我求館 , 東京 , ダイヤモンド社 , 2022

3 20歳前後とは異なる健康意識
～無理がきかないことに気づき管理する～

橋本 昌樹

本項のポイント

- 人間の体力のピークは 20 代から 30 代で、40 歳以降は低下してしまうことを受け入れましょう
- 医師としての充実期は 40 代から 50 代であることが多く、キャリアを重ねるにつれて、かかる責任も増えてきます
- 医師としての充実期である 40 代から 50 代を、人生の中で充実した期間にするには、自身の生活態度や健康に留意する必要があります

無理がきかなくなってくるのは当たり前

東洋医学における最古の医学書（上古天真論）には、女性は 7 の倍数の年齢、男性は 8 の倍数の年齢に「成長」、「発育」や「生殖」といった身体の重要な変化を迎えると記されています。つまり、身体機能の面では、10 代半ばに二次性徴が見られ、20 代前半に身体の成熟が見られ 30 歳前後（男性は 32 歳、女性は 28 歳）にピークを迎えると言われています。以後は徐々に体力的にも精神的にも衰えていくと言われています。

また肉体面以外においても、20 代前半までは学生であることが多く色々な意味でストレスが少ないと思いますが、社会人となれば仕事面、対人面などそれまで以上に様々なストレスを感じることが多いでしょう。

つまり、社会人としてうまくキャリアを重ねるには、「自身の体力が低下している」ことを自覚しながら、また身に

113

降りかかってくるストレスをうまくコントロールする必要があるのではないでしょうか？

医師として充実した生活を送るには

医師として第一線で働く期間は、個人差はあるにしろ 40年から 50 年と言われています。実際、25 歳前後で医師となり、70 歳前後まで働き続ける人が多いように思いますが、上記の理論によれば、医師としての大半は自身の体力の低下との闘いです。充実した医師人生を送るには、自身の体力（気力も？）の低下を理解しうまく付き合わなければいけません。

医師としての充実期と言われる 40 代 50 代には体力が低下してくるという事実がある中で、どのようなキャリアプランを描くべきでしょうか？

①卒後 10 年目までが勝負！

吸収できるものは何でも吸収するべく、臨床能力を高める。臨床は知識と経験により構成されていますので、たくさん勉強し、できるだけ多くの症例経験を積むことで臨床能力が飛躍的に向上します。

②自身の健康管理方法を熟知する

自身の肉体的・精神的な特徴を理解しましょう。人間は皆同一ではないので、他人と比較する必要はありません。自身に最も適した休息の取り方、ストレスの発散方法、アンガーマネジメントを会得しましょう。

③自身の健康にコミットする

定期雇用されている場合は年 1 回の健診受診が義務づけられています。しかし、その健診のみで本当に自身の健康状態が把握できるでしょうか？ 40 代を超えると生活習慣病や悪性疾患の罹患率が上昇します。職場の健診だけでなく、お金がかかっても、自ら進んで健康管理を行いましょう。健康はお金に代えられません。

114

持続可能な医師生活のために　第4章

過去の研修医からのメッセージ

　自分が 20 代だった頃は、よく仕事もしたし、よく遊びました。遅くに仕事を終え、飲み歩き、病院の廊下で朝を迎えるようなことも経験しました。正直、楽しかったです。この頃に一生懸命（体力もあったので）仕事をしたことで、十分な臨床能力を身につけることができたと認識しています。しかしながら、体調管理を無視した、深酒や睡眠時間を削っての夜遊びは、職務に響きます。そして、その行為が患者さんのアウトカムに影響を与えるかもしれないという自覚を持ち始めると、自然と頻度が減っていきました。仕事もプライベートも "きっちり"、それがプロフェッショナルではないでしょうか。

115

4 日々最高のパフォーマンスを提供できるか
～診療に全力を尽くすために～

李 相雄

本項のポイント

- 自分の健康を守ることが基本です
- 成長する自分を俯瞰して楽しんでください
- 誠実な態度で患者さんや医療チームからの信頼が得られます

　臨床医として患者に最良の医療を提供することは、医師の使命です。しかし、研修医として日々責任の重さや自身の未熟さを感じながら、適切に学び、自分の力を発揮するにはコツが必要です。本項では、診療に全力を尽くすための基本となる身体的・精神的な健康管理、自己研鑽、そして患者さんとの信頼関係の築き方について述べます。

「健康第一」こそ良質な医療への第一歩

　何はともあれ、自身の健康を守ることが基本です。数年前まで大学生活を謳歌していた研修医の多くは、知識や技量はともかく、体力だけは自身があるという人も少なくないでしょう。数か月単位でローテーションする職場環境での人脈構築には、食事会などの時間外の交流も有効な手段でしょう。しかし、不規則な勤務時間や当直業務などの診療の合間を見つけて、疾患に関する知識を深める時間も確保しなければならず、医療現場は身体的にも精神的にも厳しい環境であることが多いです。

　適切な睡眠時間の確保、栄養バランスの取れた食事、そして定期的な運動は、健康を維持し、集中力や判断力を高める

116

基本的な柱となります。睡眠時間を確保するため、夜間の
スマホ利用を控える、寝る前に軽いストレッチを行うなど、
自分に合った方法を見つけるのもひとつです。睡眠不足が
積み重なると認知能力が低下し、ミスを引き起こすリスク
が高まります。勤務時間中に短時間でも休息を取ることが、
長時間の集中力維持に寄与することが示されています。職
場から離れている時間帯に、身体をリセットする自分なり
の習慣を身につけることが必要です。

ストレスを味方につける工夫

　心の健康を維持するために、以下の方法をお勧めします。
①日々のルーティンとして運動を取り入れる。②一日の終
わりに感謝日記をつける。③定期的に信頼できる先輩医師
や同僚に相談する場を設ける。
　医療では、患者さん、そして医療スタッフと良好な信頼関
係を構築することからスタートします。そのためには、自
身の精神的安定が基本となります。医師として直面する責
任の重さや緊急事態への対応などにより、誰もが大小のス
トレスを蓄積させるものだと思います。私もそうでしたが、
自宅に戻っても入院中の患者さんの状態が気がかりで、精
神的にリフレッシュする時間がなく、一時的に参ってしま
うこともありました。やはり、医療のプロとして意識的に
オフ時間を確保することが大切です。
　私は、早朝のジョギングや家族と美味しい食事に出かける
ことで精神的に助けられました。また、医師として長い
期間を生きていくためには、マインドフルネスや瞑想など
の心を落ち着けるための技術を習得することも有効だとお
勧めします。臨床上の悩みをノートに書き出すこと、あな
たにとって何が心配なのか、もしくは漠然とした（根拠の
ない）不安なのかを自身でハッキリさせることで、対応策
を自ら探ることができます。そして自分自身の「心の健康」

を守ることは、患者対応時の冷静さや他者への共感力を高めることにつながります。

学び続けることで未来を切り開く

　現代医療は急速に進化しており、最新の知識や技術を常に学び続ける姿勢が欠かせません。切った貼ったの外科であっても、日進月歩に進歩しています。学術活動への参加や、同僚や先輩医師とのディスカッションを通じて自己研鑽を続けてください。「知らぬは一時の恥、聞かぬは一生の恥」です。医師である前に社会人として成長すること、医療人として知識・技量に研鑽すること、意外と楽しいと思います。

信頼される医師になるための心得

　患者さんに信頼され、安心感を与えられる人になってください。単に診療技術を提供するだけでは、人から尊敬は得られません。医療スタッフそして患者さん、ご家族の気持ちに寄り添えるマインド、そして姿勢が求められます。医療現場では、医師の態度や言葉遣い、立ち居振る舞いが見られています。診察時には、患者さんが話しやすい環境を作ることも技術の一つです。例えば、患者さんの目線に合わせて座り、「何か気になることはありませんか？」と一言添えるだけで、信頼関係が築きやすくなります。患者さんや家族に対して丁寧で誠実な対応を心がけること、その姿勢を継続することで自分自身も成長し、周囲と自然と良好な関係を築く術を身に着けることができます。

まとめ

　医師として、診療に真摯に向き合うことが何より重要です。自身の健康を保つことが、患者さんに安心感と信頼感を与える第一歩です。日々の診療を通して成長していくことを心より願っています。

5 自己成長を支える医学教育理論
～これからは自分で学んでいく～

今福 輪太郎

本項のポイント

- 自己調整学習は自分で学んでいくために必要な視点を多く提供します
- 予見・遂行・省察の3つの段階を自分自身でまわしていくことが大切です
- 動機づけ・学習方略・メタ認知の3要素が高められると深い学びが得られます

自分で自分の学習をすすめていくために：自己調整学習

「自分はどんな医師になったらいいか」「どのように成長していったらよいだろうか」。研修医として臨床現場での経験を積む中で、誰しもこのような疑問を抱くと思いますが、指導医が直接的にその答えを教えてくれることはまずないでしょう。様々な人と関わり、臨床経験を重ねていく中で、自分自身で答えを探していくことになります。

自己調整学習は、学習者が目標達成のために学び方を調整しながら能動的に自身の学習に関わっていくプロセスを説明する概念です[1]。具体的には、「これは自分にとってどれほど大変だろうか」「できるようにするにはどうすべきか」を自分で考えながら、実際に取り組む中で、その出来具合を確認し、やり方を調整して目標達成に向かう一連の流れを説明しています[2]。

持続可能な医師生活のために **第4章**

学習プロセスにおける 3 つの段階

　自己調整学習は下記の 3 つの段階を循環して学びが深められると言われています [1]。

1. 予見：計画を立てる
　学習活動に入る前に、学習目標を立てたり、その達成のために必要なことを計画したりします。その中で、自分の成長のために目標が設定できること（熟達目標）やその課題なら自分でもできそうだと信じる気持ち（自己効力感）を持てることが大切です。

2. 遂行：計画に基づいて学習する
　複雑な課題を細かく分けて効率よく解決していく方法の実行や課題遂行がうまく進んでいるかを、その都度確かめる活動が行われます。この段階では、今の自分の状態を常にモニタリングできることや自分に合った学び方を実践できることが大切です。

3. 省察：学習を振り返る
　予見段階で立てた目標と学習状況を比較して、目標達成の度合いを判断します。達成できれば満足し、達成できなければ、より効果的な学習方法への調整を行います。特に、その中で、うまくいったりいかなかったりした原因を分析し、それは「変えられるものだ」と認識できること（原因帰属）や「次はこうしたい！」といった肯定的な自己反応ができることが大切です。

121

土台となる 3 つの要素

　各段階の中で下記の 3 要素がうまく機能すると自己調整学習がうまくいくとされています [1]。

1. 動機づけ

　「自分でもできそうだ」「やったら価値がありそうだ」と思えたり、「もっと知りたい」といった知的好奇心が刺激されたりすると、内発的動機づけが高まります。動機づけは学習に向かっていくエンジンといえます。

2. 学習方略

　学びの促進のためには最適な学習方法を身につけることが大切です。つまり、学習者自身が選択した方法を使って深い学びが得られるかどうかが問題となります。他で学んだこととの関連づけや図を活用した知識の整理など、様々な学び方をどのように組み合わせるかを見極めることが鍵となります。

3. メタ認知

　自己調整学習では、自分を客観視して今の状態を自己認識することが大切です。メタ認知は、今の自分の状態を客観的に観察すること（自己モニタリング）と、その結果をもとに考え方や学習行動を調整すること（自己コントロール）がうまく循環することで達成されます。

研修医にとっての自己調整学習理論

　臨床現場では複雑で不確実な問題を自ら解決することが求められ、診療チームでは自分の考えを持ち自律的に行動することが重要です。自己調整学習の概念理解は、研修医自身の学習行動に対するメタ認知を促し、効果的な自己調整学習の実践へと導くでしょう。

持続可能な医師生活のために **第4章**

◆ 文献

1) Zimmerman BJ: Theories of self-regulated learning and academic achievement: An overview and analysis. Self-regulated learning and academic achievement, Zimmerman BJ et al., Second edition, New Jersey, Lawrence Erlbaum Associates, 2001, pp1-37.

2) 望月俊男：自己調整学習．主体的・対話的で深い学びに導く学習科学ガイドブック，大島純ほか，初版，京都，北大路書房，2019, pp54-58.

6 マインドフルネスを維持するために
～「今日は気分が乗らない」ときにどうするか!?～

土屋 静馬

本項のポイント

- "気分"はコントロールできない。でも、あなたの仕事の結果は変えられます！
- 「理想の自分像」を紐解き、医師の専門性の根源を理解しましょう！
- マインドフルネスのスキルを身に付け、深めましょう！

"気分"を相手にしてはいけない

あなたは日々の仕事の成果を上げたいと願っています。様々な疾患の診療ガイドライン、薬物の薬理作用を正確に理解していたい。CV カテや胸腔ドレーンの挿入や、内視鏡検査、心カテ、外科系なら何時間もかかる専門的で複雑な手術の助手をもっと上手にこなしたい。その結果、"誰からも認められる医師"になりたいと願う。ただ、そうして仕事にいつもストイックな自分ではいられない自覚もある。恋人もいるし、友達もいる。自分の趣味の時間も大切にしたい。もちろん自分にとって仕事は大事だが全てではない。そんななか、様々な思いが去来する。そして、今日は気分が乗らない…。どうしたらよいのでしょうか？

結論から言えば、この"気分"を相手にしてはいけません。なぜなら、一般に"気分"とはその対象や出所が明確でなく、漠然と「自分」を支配してくるものだからです[1]。ただし、仕事にまつわる"気分"については少しだけ出所がわかっています。それは、先述の例で言えば CV カテや胸腔ドレー

ンをうまく挿れたいなど、いくつもの「こうなりたい自分」が集まってできた「理想の自分像」から生じています。この「理想の自分像」が厄介なのは、思うよりも漠然としており対象として掴み難いこと、さらにまだ確定していない未来に対する想いが含まれるため、そこから期待や不安、焦燥などコントロール不能な情動を生み出すことです。そして、"気分"はそうした情動に応じて楽観的であったり、悲観的でありながら、漫然と「自分」を支配してくるのです。

「理想の自分像」を紐解く

ここでやるべきことは2つあります。1つ目は「こうなりたい自分」を1つずつ分離して書き出し、「理想の自分像」を明確にすること。意外だがこうして細かくアプローチする人は実は少ない。ポイントは日々のタスクを細かく分割し、各タスクの「理想の自分像」を書き並べること、さらにそのタスクで目標とする熟達した人物（先輩、ベテラン）を書いてみる。そうすると、「理想の自分像」が明確に形作られると同時に、医師の専門性とは"医学的知識や技術を、いかに個別の患者さんに適応できるかの能力（抽象→具体／個別）"に集約されることに気付くでしょう。豊富な医学的知識も、確かな医療技術や態度も、全てはあなたが医師として現実世界と交流するための術です。つまり、あなたの「理想の自分像」は、そうした各々のタスクにおける具体的な「こうありたい自分」に支えられているのです。

医師に必要な「マインドフルネス」を理解し、深める

2つ目はマインドフルネスのスキルを身に付けること。マインドフルネスとは、「いま・この瞬間の自分、他者、状況に注意を向けること」です。マインドフルネスは、自己啓発やセルフケアの手段として「心を落ち着ける」など自己

125

を強めるツールとして紹介されがちですが、本来の目的は、むしろ現代社会におけるそうした"強い自己"への執着に気づくこと、そして改めていまの"自己の存在"を支える人・ものごとの価値に気づき、"自己"は常に柔軟に再定義できることに気づくことだと言えます。特に医療者にとって、こうした自己の柔軟性への気づきは、他者への配慮や関係性の柔軟性をも生み、医療の本質である対人援助の重要な基盤となります[2]。最終的に、医師にとっての最大の支えは、自らの仕事に深く意味を感じ、それに没頭し医療に従事できることなのです。このマインドフルネスのスキルについては下記の参考文献などを参照し、ぜひ理解を深めていただきたいと思います。

　もしこれらを達成できれば、あなたを支配する"気分"は霧散し、自分に与えられた仕事の意味を見つめ、やりがいのもとで仕事に没頭し、結果として"誰からも認められる医師"に近づいているに違いありません。

◆ 文献

1) Lischetzke, T.: Mood. In: Michalos, AC (eds), Encyclopedia of Quality of Life and Well-Being Research. Springer, Dordrecht, 2014.
https://doi.org/10.1007/978-94-007-0753-5_1842
2) マインドフル・プラクティス - 医療を支えるマインドフルネス - ある臨床家の実践 -, 土屋静馬 / 塚原知樹（訳）, ロナルド・エプステイン（著）, メディカル・サイエンス・インターナショナル , 2023.

7 身体の休息 - 当直明けは自分で気をつける -
〜人間は 24 時間働けない〜

駒澤 伸泰

本項のポイント

- 我々のミッションは、出来る限り万全の状態で医療を行うことです
- 当直明けの臨床判断力はどんなに若くても低下します
- 初期臨床研修医の頃から自分なりの「疲労回復」や「体調管理」を徹底しておくことが大切です

初期臨床研修医こそ、十分な休息が必要です

まず、最初に強調したいことは「ミスをしない人間はいない」という誰もが認めざるを得ない事実です。医療という複雑系業務ではミスは必ず発生します。ミスの予防および早期修正こそが我々医療者に求められているミッションと言えます。ベテランとなり業務内容のルーティン化が進んでいる我々でさえ、ある頻度でミスが起こります。

業務に慣れていない初期臨床研修医は、万全の体調であってもミスの可能性が高くなります。その観点からも、初期臨床研修医の頃から、「いかに 100%」の自分でいられるか、を考えておく必要があります。

20 代中盤から 30 歳前が多い初期臨床研修医でさえ、徹夜明けで講義や試験を受けていた医学生時代と比すれば回復力は低下しています。緊張する医療環境の中で「新たなスキル」を修得するためにも、疲労回復・体調管理を意識することはとても大切です。医師の健康管理に対して最も影響を及ぼすのが「当直業務」「長時間勤務」であることは

127

間違いありません。自分の健康への危機管理と安全管理を両立させるためにも、初期臨床研修の2年間で当直明けの危険性と休息の必要性を理解しましょう。

40歳を超えた今、気をつけていること

　私自身の初期臨床研修時代を顧みても、当直明けの午前中はまだ何とかなっても、完徹した翌日の午後は集中力低下、言葉遣いの粗さを痛感していました。そして、当直明けの臨床業務は、ミスが増えていることがわかります。

　ただ、患者さんへの被害を抑制できた理由は、

- 「当直明けに自分はどのようなミスをしやすいか」
- 「何を確認すればミスを早期発見し、修正できるか」

を理解しているからだと思います。

　また、教育業務や研究業務なども、呂律が回りにくくなるなどの「当直明けの症状」が出ています。自分で行っている工夫としては、様々な書籍から得た情報ですが、

① 当直の日は夜間呼び出しに備えてできるだけ早く床に就く

② 当直明けの朝に必ず太陽光を浴び、深呼吸を行ってサーカディアンリズムを正常化する、外の空気を吸う（病院の敷地内でもできるのではないでしょうか）

③ 当直明けの朝にコーヒーを飲む

④ できるだけ早く帰宅し、家で落ち着く

働き方改革の影響で、④は比較的容易になったと思います。

　40歳を超えた今、臨床業務だけでなく、教育業務、研究業務があります。そして、自宅という心理的にリラックスできる環境で教育・研究業務を遂行することで、生産性低下を防ごうとしています。そして、当直明けはできるだけ早く就寝すれば、その次の日まで疲労を持ち越すことは少ないのではないでしょうか？ 病院勤務、診療所勤務、診療科により多種多様とは思いますが、自分で工夫することで

持続可能な医師生活のために **第4章**

「生産性を保ちつつ、ミスをしない疲労回復」ができるのではないでしょうか？

　もちろん、同僚の急病や災害時には我々のミッションとして、突然の長時間労働を行わないといけない状況も出ます。そのような不測の事態に対応するためにも、できるだけフルパワーの自分を備えておくことが大切と思います。

過去の研修医からのメッセージ

　我々のミッションは高いクオリティーの医療を社会に提供することです！

　連直後に小さな自己満足が得られるかもしれませんが、医療の質は落ちます。

　当直明けに十分に休息して、その次の日に100%の力に戻すことも「仕事」です。

　自分の健康と医師としての成長、医療安全を守るためにも「休み方」を追求しましょう。

◆ 文献

1）葛西紀明：40歳を過ぎて最高の成果を出せる「疲れない体」と「折れない心」のつくり方，東京，東洋経済新報社，2017
2）渡辺徹：これだけは知っておきたい 医師の働き方改革 実践テキスト，東京，ロギガ書房，2021

129

8 デジタル時代のワークライフバランス

古谷 健太

本項のポイント

- デジタル化によって効率化を図れますが、それによって生じる不利益もあります
- 無理のないバランスを目指し、意図して休息をとり、やるべき業務の優先度を決めましょう
- ワークライフバランス改善のために、活用できるツールはどんどん使っていきましょう

デジタルツールは、諸刃の剣？

現代の医療現場では、電子カルテや遠隔診療システム、医療アプリといったデジタルツールが不可欠となっています。これらの技術は、効率的な患者管理や情報共有を可能にし、在宅勤務を含めた柔軟な働き方を後押ししてくれます。

一方で、医療システムに常時接続しているような環境が実現すると、公私の境界線が曖昧になることがあります。また効率化によって、かえって労働時間が増加し、燃え尽き症候群を助長してしまうという側面もあります[1]。医師の役割は患者さんのケアだけでなく、膨大な文書作成、管理業務、継続的な教育など、多岐にわたります。効率化すると単位時間当たりの業務量は増えますので、結果として精神的疲労や仕事への満足度低下にもつながります。極端に言えば、効率化の結果、燃え尽き症候群が生じることもありうるのです。業務量が増えたうえに勤務時間が延びると、個人的な活動や家族との時間をいっそう制限され、燃え尽き症候

群が発生しやすくなりますので、勤務時間の管理はワークライフバランス（WLB）の満足度向上に必須です[2)]。

ワークライフバランス（WLB）改善のための戦略

　柔軟な働き方を支援する一方で、医師個々の希望やキャリア志向に対応できるシステムの整備が求められています。そのため、良好な WLB の実現には組織的な介入が欠かせません。

　一方で、個人でできることもあります。まずは公私の境界を賢く設定しましょう。いくらいつでも情報にアクセスできるようになったからといっても、たとえば時間外や休日に、急ぎでない email に対して返信する必要はありません。次に、定期的な休憩は不可欠です。意図して仕事から離れる時間を確保し、運動や趣味、家族との時間など、心身の健康を維持する活動に取り組みましょう。加えて、「完璧なバランス」ではなく、無理のないバランスを目指しましょう。自分が対処できる範囲で責任を果たすことで、より柔軟かつ効果的に WLB を保てます。いい仕事をするためには、しっかり休むことも必要ですし、休むことも仕事の一部だと考えています。

　仕事の取捨選択も WLB 改善には必要です。仕事を重要性と緊急性に応じて振り分け、緊急性と重要性が高いものを最優先にします。緊急性があるが（特に自分にとって）重要でない業務は、断る、他人に委任する等を考慮します。自身の成長のためには、緊急性はないが、自分にとって重要な業務をどうこなしていくかが一番のポイントになります。簡便に使える管理アプリ（例えば Google カレンダー）を使うことで、日々のタスクを管理しましょう。

┃ デジタルツールを活用しよう [3, 4]

　筆者はいくつかの AI サービス（ChatGPT、DeepL 翻訳、Elicit など）を使って業務の効率化を図っているところです。ChatGPT をはじめとする AI 技術は、定型的な文章作成や物事の一般論を知る際には便利です。論文 PDF を読み込ませると要約してくれたり、学会抄録を読み込ませると想定される質問を生成してくれたり、さらにプロンプト（指示）を練りこめば、鑑別診断ツールの作成や英語論文の執筆補助に使えるなどの利点が多くありますので、WLB の改善に貢献すると感じています。一方で、学習モデルであるため、新しい知識や技術のような未学習のことは苦手です。またそれらしく嘘をつく（Hallucination と呼ばれる）ことがあり、結局、出力結果の真贋を見極める必要があります。

過去の研修医からのメッセージ

　私は時間外手当てはなくて当たり前、若手は進んで残るべき、当直明けは通常勤務、といった時代を過ごしてきたので、現代を生きる医療者はすごく恵まれていると思います。それらの恩恵は先人たちの改善活動の成果です。皆さんも現状に甘んじることなく、将来を良くするために行動してください。

持続可能な医師生活のために **第4章**

◆ 文献

1) Győrffy Z, et al.: Creating work-life balance among physicians in the age of digitalization: the role of self-consciousness and communication - a qualitative study. BMC Health Serv Res 2023; 23(1): 1141.

2) Shanafelt TD, et al.: Changes in Burnout and Satisfaction With Work-Life Integration in Physicians and the General US Working Population Between 2011 and 2020. Mayo Clin Proc 2022; 97(3): 491-506.

3) 大塚篤史: 医師による医師のための ChatGPT 入門, 東京, 医学書院, 2024

4) 大塚篤史: 医師による医師のための ChatGPT 入門 2, 東京, 医学書院, 2024

9 心理的安全性は自分で創る

内藤 知佐子

本項のポイント

● ローテート先で心理的安全性を確保してパフォーマンスが最大になる場を創りましょう
● 心理的安全性を脅かす4つの不安を理解して克服しましょう
● さらなる高みを目指して！心理的安全性を高める7つの行動を意識しましょう

心理的安全性について理解する

　皆さんは、「心理的安全性」という言葉をご存じでしょうか。心理的安全性とは、「支援を求めたりミスを認めたりして対人関係のリスクを取っても、公式、非公式を問わず制裁を受けるような結果にはならないと信じられること」を指します[1]。もっとシンプルに説明をするならば、"職場に自分の居場所があると感じられ、つねに本音で話すことができる"ということです。気を遣う日本人は、なかなか本音で話すことが難しいのではないでしょうか。たとえば、仕事が手一杯になったとき、誰かに「助けて」、「手伝って」と言えるでしょうか？ 相手も大変だと思うと、なかなか応援を求めることができなかったり、自分に任された仕事だと思うと余計に周囲を巻き込むことを躊躇してしまうのではないでしょうか。もしもそのような状況があれば、あなたの職場における心理的安全性は脅かされているかもしれません。
　心理的安全性の重要性については、すでに1965年に提唱されていましたが、世界的に知名度が向上したのは、

2016年に発表されたGoogle社の社内調査「プロジェクト・アリストテレス」の報告でした。「最高のチームをつくる要因は何か」を突き止めるために、Google社は5年にわたり調査研究を行い、社内にある180にも及ぶチームを分析しました。その結果、5つの共通因子が抽出され、他の因子の土台にもなっているのが「心理的安全性」であり、群を抜いて重要性が高いことが明らかとなりました[2]（**図1**）。

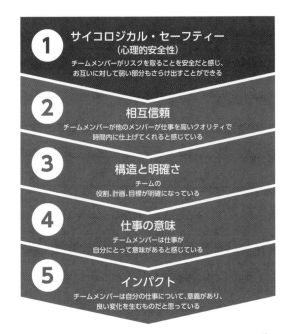

図1　効果的なチームを可能とする条件は何か[3]

　心理的安全性に関しては、もう一つ興味深いデータがあります。なんと、ヒエラルキーがあると心理的安全性は低くなるのです[4]。医療の世界は、THEヒエラルキーです。よって我々の業界は、そもそも心理的安全性が低いということを認識して、自ら心理的安全性を構築していく必要があります。なぜなら、職場に心理的安全性があれば、皆さんの

パフォーマンスは最大限に引き出されていくからです。それを証明する興味深い研究があります。ヤーキーズ・ドットソンの法則です[5]（**図2**）。ストレスとパフォーマンスの間に関係性があることが証明されています。過度なストレスや全くストレスがない状態では、パフォーマンスは上がりません。ほどよいストレスのときに、パフォーマンスが最も高くなります。ローテート先で早めに心理的安全性のある場を創り、自身の居場所を確保しましょう。そうすれば、皆さんのパフォーマンスはグングンと伸びていきます。ただし、居心地がよくなりすぎるとパフォーマンスは下がります。メリハリをつけて仕事をすることも忘れずに。

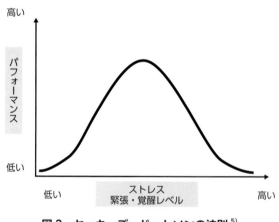

図2　ヤーキーズ・ドットソンの法則[5]

ローテート先で心理的安全性を確保するために

　研修医である皆さんは、短いと1か月で診療科が交代となります。同じ病院内でも、病棟が変わるとシステムも変わり、戸惑うシーンも多いのではないでしょうか。1か月我慢すれば何とかなると考え、わからないことをそのままにしたり、看護師との接触を極力減らしたりしていませんか？

このような状態を繰り返していると、あなたが持つ可能性は開花しないままに終ってしまいます。それだけではありません。そのことによって、患者安全を脅かす事態に陥ることもあります。患者安全を守り、かつ自身の秘めたる可能性を開花できるよう、主体的に心理的安全性を確保しましょう。それでは、その秘策を共有します。

　心理的安全性を脅かすものとして、4つの不安があることが明らかとなっています（**表1**）。まずは、この4つの不安を克服することが肝心です。あてはまる項目がありませんか？ なかには、指導医には気軽に質問ができるけれど、看護師には聞き辛いことを感じている方もいるのではないでしょうか？ しかし、そこは「患者安全のために」を合言葉にして、自身の背中を押してあげましょう。

　筆者は看護師ですが、私の経験上、何でも聞いてくれる研修医の方が、安心感があります。ローテートして間もなく、あるいは他科に入院した患者さんの病棟へ行き、挨拶もなくスタッフステーションに入り、物品の在りかがわからないからとゴソゴソとあちらこちらの扉を開けられて物品を探されると、正直言って腹が立ちます。なぜなら、大概は整理整頓してある物品を乱雑にして立ち去るからです。「聞いてくれればいいのにね・・・」。多くの看護師が口にする言葉です。

　ただ、研修医の立場になると、そうなってしまう気持ちも痛いほどわかります。尋ねたい気持ちはあるけれど、忙しそうに働く看護師の邪魔になるのではないかと考えたり、殺気立って仕事をしているので声をかける隙がない、これが本音ではないでしょうか。なかには、そもそもコミュニケーションが苦手という人もいますね。そんなときには、まずリーダーナースや管理職である看護師長（看護長や課長と呼ばれている施設もある）、または副看護師長（次席や主任と呼ばれている施設もある）に声をかけるようにしましょう。必ず回答をしてくれます。なぜなら、病棟を守り円滑な業

務遂行のために動くことがリーダーナースや管理職の使命だからです。リーダーナースを確認するためには、病棟内のホワイトボードなど掲示板を確認するようにしましょう。チーム毎にリーダーナースがいる病棟もあります（固定チームナーシング）。ホワイトボードを確認すると、その日の担当看護師など、様々な情報を得ることができます。その他、質問しやすそうな看護師を早めに見つけておくことも肝心です。「聞くは一時の恥、聞かぬは一生の恥」です。「患者安全のために」を合言葉にして、勇気を奮い起こしましょう！

表1　心理的安全性を脅かす4つの不安

4つの不安	具体的に見られる行動
無知だと思われる不安	わからないことがあるのに聞けない
無能だと思われる不安	間違いを認めない、失敗を隠す、支援を求めない
ネガティブだと思われる不安	問題に気づいても言えない、指摘しない、批判しない
邪魔をする人だと思われる不安	発言を控える、忖度をする、意見を求めない

（文献6を元に作成）

医師として心理的安全性を高める7つの行動

　研修医といえども、医師に変わりはありません。やがて医療職は、皆さんのことをリーダーとして認識します。研修医のうちからリーダーとしての資質を磨き、最高のチーム創りに向けて鍛錬しましょう。

　心理的安全性で著名な研究者のエイミー・C・エドモンドソンは、心理的安全性を高めるリーダーの行動として、下記にある7つの行動を示しています[7]（**表2**）。研修医時代から、これらを意識して行動することで、他の医療職のパフォーマンスを上げることが期待できます。

持続可能な医師生活のために　第4章

表2　心理的安全性を高めるためのリーダーの行動

- 直接話のできる、親しみやすい人になる
- 現在持っている知識の限界を認める
- 自分もよく間違うことを積極的に示す
- 失敗は学習する機会であることを強調する
- 具体的な言葉を使う
- 境界を設ける
- 境界を超えたことについてメンバーに責任を負わせる

（文献7より）

　上記を達成するための具体的な行動を、いくつかピック
アップして看護師の立場からアドバイスさせていただきます。

●直接話のできる、親しみやすい人になる

　ローテートしたら、あるいは他科に自分の患者さんが入
院したら、まずはその病棟のトップである看護師長に挨拶
をするようにしましょう。指導医に紹介されるのを待って
いてはいけません。自分たちで自ら挨拶に出向きます。そ
ういう主体性のある行動や、やる気があると感じられる行
動を看護師は好みます。そうやって、1日でも早く名前を憶
えてもらうようにしましょう（病院によっては、ローテー
トする研修医の名前入りの顔写真が掲示してあるところも
あります）。

　そして、スタッフステーションに入ったら、必ず挨拶する
ことを心がけましょう。ここでのポイントは、相手からの
返答を求めないことです。相手に期待をしてはいけません。
それでもなお、挨拶をし続けるのです。一般常識的に考えて、
挨拶をしない方がおかしいでしょ？　だから、当たり前のこ
とをやり続ける人の方が勝ちなのです。挨拶は返ってこない
ものの、看護師の間では「あの研修医、偉いよね。必ず挨
拶するよね」と噂になっています。少しずつ好感度が上がり、
返報性の法則が作用していきます。すると、挨拶を返して
くれる看護師がチラホラみえるようになっていきます。礼儀
正しい振る舞いは、指導医や患者さんにも受け入れられやす
いものです。真摯な姿勢で研修に臨みましょう。

139

●失敗は学習する機会であることを強調する

看護師から、インシデントの報告を受けることがあります。そのときにすかさず、「報告ありがとうございます」と伝えます。ここで怒ったり、態度を豹変させると、インシデントを隠蔽する不健全な組織になってしまいます。人は、誰でも間違えます。"ありがとう"の文化を築き、どのような些細なことでも報告してもらえる文化を築いていきましょう。そして、対策を考える際には、より良くするためにどうしたらよいかという、未来志向型で検討すると行動変容が早くなります。

ときに、皆さん自身が失敗することもあるでしょう。そのときも同様です。失敗は挑戦した証です。成長のためのギフトをいただいたと捉え、そこから次に何をつなげるのか、しっかり振り返りをしましょう。

●具体的な言葉を使う

同じ医療職ですが、職種が変わると言葉のニュアンスが変わり、上手く伝わっていないことを感じるときがあります。これは、この先に起こることのイメージが共有できていないときに、よく生じます。この症状が見られていることから予測されること、この検査数値が示す意味など、医師の立場から見えている世界を言語化して共有すると、緊急度や重要度も正確に伝わりやすくなります。また、患者さんに予測される状態が共有できると、それぞれの職種は専門性を発揮しやすくなり、観察ポイントも明確になり、ベストな関わりを選択できるようになります。

医師にとっての当たり前は、他職種にとっての当たり前ではありません。つねにそのことを意識してコミュニケーションを図りましょう。自身のなかに傲慢さが見られると、言葉も乱れていきます。患者さんや家族へ説明するときと同様に、他職種に対しても丁寧さを心がけると上手くいきます。

持続可能な医師生活のために **第4章**

◆ 文献

1) エイミー・C・エドモンドソン著, 野津智子訳, 村瀬俊郎解説：恐れ のない組織「心理的安全性」が学習・イノベーション・成長をもたら す, 第1版, 東京, 英治出版, 2021, p40.

2) エイミー・C・エドモンドソン著, 野津智子訳, 村瀬俊郎解説：恐れ のない組織「心理的安全性」が学習・イノベーション・成長をもたら す, 第1版, 東京, 英治出版, 2021, pp17-18.

3) Google re:Work「効果的なチームとは何か」を知る, https://rework.withgoogle.com/jp/guides/understanding-team-effectiveness. (最終閲覧：2024年11月21日)

4) エイミー・C・エドモンドソン著, 野津智子訳, 村瀬俊郎解説：恐れ のない組織「心理的安全性」が学習・イノベーション・成長をもたら す, 第1版, 東京, 英治出版, 2021, p39.

5) Yerkes RM, Dodson JD: The relation of strength of stimulus to rapidity of habit-formation. Journal of Comparative Neurology and Psychology, 1908; 18: 459-482.

6) エイミー・C・エドモンドソン著, 野津智子訳：チームが機能すると はどういうことか, 第1版, 東京, 英治出版, 2014, p158.

7) エイミー・C・エドモンドソン著, 野津智子訳：チームが機能すると はどういうことか, 第1版, 東京, 英治出版, 2014, pp180-194.

10 日々患者さんに笑顔を提供するために
～自らの心身の健康を心掛ける～

土屋 静馬

本項のポイント

● 医師の仕事には「複雑な過程」と「複合的な過程」があります
● マインドフルネスは、医師自身が"いま・ここ"に集中し、患者さんに注意を向ける能力を高めるスキルです
● "あなたにしかできない仕事"があなたの心身の健康を支えます

医師は本当に気づいているのか

　医師が"自らの心身の健康"を考えるとき、世の中には様々なアプローチがあります。例えば、毎日健康的な食事をとる、習慣的に運動する、趣味を持つ、仲間を作る、ストレスマネジメントのスキルを学ぶなどが挙げられます[1]。これらはいずれも正しいですが、一方でどの方法も根本的な解決にはなりません。なぜなら、医師にとって心身の健康の維持で最も効果的なのは『自らの仕事に深く"意味"を感じ、そのやりがいのもとで医療に従事できること』以上にはないからです。それでは、医師はどのように自らの仕事に深く"意味"を見出すのか。さらに言えば、"あなたにしかできない仕事"とはどのようなものなのでしょうか。

　医師の仕事には「複雑な過程（Complicated Process）」と「複合的な過程（Complex Process）」への関わりがあるとされます[2]。「複雑な過程」とは、手順は複雑ではあるが、その手順を踏めば予測可能な結果にたどり着くものです。例えば、心肺停止患者に対する「心停止のアルゴリズム」は複雑な手順を含むが、同じアルゴリズムを共有するこ

とで予測性を持った医療的な対応に繋げることができます。一方で、「複合的な過程」は、人と人との個別の関係性に基づく手順を含み、簡単には再現できず、不安定なプロセスを含むものです。例えば、高血圧症患者への治療において、長期予後を踏まえた生活習慣の改善や血圧コントロールの動機づけを行う行為は、人間同士の関わりを含み再現性に乏しく、その過程は曲線的で、アルゴリズムは通用しません。個々の患者さんの生活状況や性格、あるいはその日の機嫌なども踏まえて対応する必要があります。もし患者さんが服薬を拒否した場合に、治療のアルゴリズムのみに従えば、その手順は前者の「複雑な過程」にのみ留まり、治療ガイドラインを型通りに説明し、『服薬の必要性について十分に説明を行ったが本人の意思で拒否された』とカルテに書くことになるでしょう。しかし、あなたはそれ以上の仕事をするために臨床の場に立っています。それは「複雑な過程」から「複合的な過程」へと踏み込むことであり、その患者さんと結ぶ固有の関係性に基づき新たな援助の可能性を拓くということです。つまり、これは臨床医として世界であなたにしかできない仕事をすることになると言えます。

　しかし、この「複合的な過程」に関われば関わるほど、多忙となり、かつ心を騒がすことも多くなると考えるかもしれません。どうすればよいのでしょうか？

▌マインドフルネスによる"いま・ここ"で患者さんと向き合う姿勢

　この「複合的な過程」に基づき、患者さんと深く関わるためには、医師自身が"いま・ここ"に存在し、目の前の物事をしっかり受け止める姿勢を養うことが求められます。医師としての知識や立場、あるいは使命感さえも一旦脇に置き、患者さんが伝えようとする内容そのものに真摯に注意を向けることが必要です。患者さんは医師の注意が他のことに逸れていないか敏感に察知し、それを感じ取れば信頼を失

い、深い話を避けるようになります。治療ガイドライン通りに説明を行っても、「責任は患者にある」という態度が見え隠れすれば、患者さんは医師の提案を拒絶し、治療を受け入れない可能性が高いでしょう。なぜなら患者さんが本当に求めていることは、医師の知識や立場だけでなく、人間として共感し、信頼できる存在かどうかであるからです。そして、この姿勢を支えるのがマインドフルネスなのです。

　マインドフルネスは単に心を落ち着かせる手法ではなく、医師自身が"いま・ここ"に集中し、患者さんに注意を向ける能力を高めるスキルです。このスキルを磨くことで、医師は自分の人間性を開放し、患者さんとの間に強い信頼関係を築けるようになり、その結果、患者さんは医師を信頼し、自身の治療を真剣に検討し始めるでしょう。また、医師自身も仕事に深い意味とやりがいを感じ、心身の健康を維持しながら医療の質を向上させることが可能になります。結果として、心を騒がす機会が減り、診療時間の効率化にも繋がるでしょう。

　つまり、結局は"あなたにしかできない仕事"があなたの心身の健康を支え、患者さんを笑顔にする医療を提供する原動力となるのです。

◆ 文献

1) Hassed, C: The essence of health: The seven pillars of wellbeing. Ebury, Australia, 2008.
2) Liben, S, Hutchinson, TA: Whole person care 教育編：マインドフルネスにある深い気づきと臨床的調和. 土屋静馬 / 三好智子訳, 東京, 三輪書店, 2022. (Original work published 2019)

総 括

　本書は、臨床研修医の皆さんが、初期臨床研修中、そして終了後のキャリアデザインが描けるように編集されたものです。本書が「一人前の医師」になる旅のガイドブックとなりましたでしょうか。

　第1章の「医師免許の意義を考える」では、医師免許を取得した皆さんの社会における役割について考えてきました。「医師免許」を持つということ、そして「医師免許」を持つことの責任についてご理解いただけたことと思います。

　第2章の「初期臨床研修2年間を最大限に活かすために」では、初期臨床研修の2年間で皆さんが経験すべきことや、留意すべきことなどについて述べられています。その内容は、きっと、2年間の中で生じる悩みのヒントとなることでしょう。

　第3章の「生涯にわたるキャリアデザインの基盤を創ろう」は、まさに「一人前の医師」になる旅のガイドブックです。初期臨床研修を終えて、どのような医師になるかを考え、キャリアデザインを描いていく上で、その内容は皆さんの羅針盤になることと思います。

　第4章の「持続可能な医師生活のために」では、医師の仕事を将来にわたって継続していく上でのたくさんのヒントが散りばめられています。時として、自分は「医師」として続けていくことができるのだろうか、と悩むことがあるかもしれません。そのような時、本書は皆さんのコンサルタントになるでしょう。

　「一人前の医師」になる旅は終わりなき旅路です。時として嵐が吹き荒れることもあるかもしれません。これからの皆さんの長い旅路が平穏無事であることをお祈りいたします。

西屋 克己

索　引

｜欧文・数字｜

AI　27, 132
Hallucination　132
JMSB Online System+　82
PhD　93
Will・Can・Mustのフレームワーク　75
4つの不安　137
7つの行動　138

｜あ｜

医学教育モデルコアカリキュラム　15, 77
医学生指導　99
医学生と研修医の違い　20
医学博士　91
医業　18
医局型　84
育児休暇　102
医師会活動　108
医師法　17
医師免許の意義　14
医師臨床研修指導ガイドライン　14, 53
医道審議会　25
医療安全　42
応召義務　18
オリエンテーション　38

｜か｜

開業　108
回復期　62
学位　78
学習プロセス　121
学習方略　122
学術活動　88, 109
確定申告　24
学会参加　89

｜看護師以降｜

看護師　59, 139
患者安全　42
患者情報　24, 26
患者要因　51
基盤能力　77
気分　124
基本領域　80
基本領域専門研修の流れ　82
キャリア　77
キャリア選択　16
キャリアデザイン　111
休息　127
教育能力　101
金言　39
クネビンフレームワーク　31
クリニカルクラークシップ（クリクラ）　20
結婚時期　103
研究研修　92
研究データ　27
健康管理　114
健康第一　116
研修医の役割　44
交通違反　24
行動　138
心の健康　117
言葉　140
コミュニケーション　104

｜さ｜

最初の1週間　41
雑用　50
サブスペシャルティ領域　80
自己研鑽　15, 21, 66
自己調整学習　120
自己認識　14

指示文　28, 132
システム要因　51
失敗　140
指導　99
周辺業務　50
主治医　45
出産　102
出産時期　103
守秘義務　23
生涯学習　95
上古天真論　113
将来を考えるフレームワーク　74
症例報告　88
初期臨床研修　20
人的要因　51
人脈形成　86
信頼　29, 118
心理的安全性　134
診療科ローテーション　47
遂行　121
ストレス　117, 136
生活期　62
生活期医療　63
省察　31, 121
生成AI　27
責任感　14
説明責任　30
選択研修　53
選択研修の選び方　54
選択ローテーション　53
専門医プログラム　80, 84
専門研修　54

| た |

退院のプロセス　57
体調管理　42
体力低下　113
卓越性　30
他職種　59
多職種の声　48
多職種連携　51, 59
地域連携　64
デジタルツール　132
転院のプロセス　57
同期　48
動機づけ　122
到達目標　65
当直明け　128

| な |

二刀流　77
日本専門医機構（JMSB）　80
入院までのプロセス　56
ネガティブ・ケイパビリティ　31

| は |

働き方改革　21, 65
パフォーマンス　136
ヒエラルキー　135
ヒューマニズム　30
病院型　84
不安　137
副業収入　25
複合的な過程　142
複雑な過程　142
プロフェッショナリズム　29
プロンプト　27, 132

| **ま** |

マインドフルネス　46, 117, 125, 143

学び　110, 118

ミス　128

メタ認知　122

メモ　45

| **や** |

ヤーキーズ・ドットソンの法則　136

予見　121

| **ら** |

ライフイベント　102

リカレント教育　95

リスキリング　95

理想の自分　125

利他主義　30

リハビリテーション　63

レジリエンス　32

| **わ** |

ワークライフバランス　112, 131

＜マンガ制作にご協力いただいた医療機関＞

社会医療法人 天神会 新古賀病院

社会医療法人財団 石心会 埼玉石心会病院

臨床研修医のキャリアデザイン

2025 年 3 月 10 日　第 1 刷発行

監　修　　西屋 克己

編　著　　駒澤 伸泰

発行者　　宮定 久男

発行所　　有限会社フジメディカル出版

　　　　　〒 530-0035 大阪市北区同心 2-4-17 サンワビル

　　　　　TEL 06-6351-0899 / FAX 06-6242-4480

　　　　　https://www.fuji-medical.jp

マンガ制作　株式会社コミックエージェント

表紙デザイン　tica ishibashi

印刷製本　　株式会社エイコープリント

ISBN 978-4-86270-257-9

© 2025

JCOPY ＜（社）出版者著作権管理機構 委託出版物＞

本書の無断複製は著作権法上での例外を除き禁じられています。
複製される場合は，そのつど事前に，出版者著作権管理機構
（電話 03-5244-5088, FAX 03-5244-5089, e-mail: info@jcopy.or.jp）
の許諾を得てください。

＊定価は表紙カバーに表示しています。

＊落丁・乱丁はお取替えいたします。